零基础学手穴

查 炜 / 主编

U0334000

江苏凤凰科学技术出版社 · 南京

图书在版编目（CIP）数据

零基础学手穴 / 查炜主编 . -- 南京：江苏凤凰科学技术
出版社 , 2024.10. -- ISBN 978-7-5713-4513-6

Ⅰ . R245.9

中国国家版本馆 CIP 数据核字第 2024V849F8 号

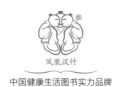

凤凰汉竹

中国健康生活图书实力品牌

零基础学手穴

主　　　编	查　炜	
全 书 设 计	汉　竹	
责 任 编 辑	刘玉锋　赵　呈	
特 邀 编 辑	张　瑜　郭　搏　杨　梦	
责 任 设 计	蒋佳佳	
责 任 校 对	仲　敏	
责 任 监 制	刘文洋	

出 版 发 行	江苏凤凰科学技术出版社
出版社地址	南京市湖南路 1 号 A 楼，邮编：210009
出版社网址	http://www.pspress.cn
印　　　刷	南京新世纪联盟印务有限公司

开　　　本	720 mm×1 000 mm　1/16
印　　　张	10
字　　　数	200 000
版　　　次	2024 年 10 月第 1 版
印　　　次	2024 年 10 月第 1 次印刷

标 准 书 号	ISBN 978-7-5713-4513-6
定　　　价	35.00 元

图书如有印装质量问题，可向我社印务部调换。

导读

　　"每天拍拍手，活过九十九"，相信大家都听到过类似的话，这句看似夸张的俗语，其实是在用简单的语言告诉大家：我们的双手中蕴藏着人体的"健康密码"。而手穴疗法对人体健康的影响，早在古代就被医家发现了。

　　基于中医的整体观念和经络学说，在历代医家的不断探索下，手穴疗法逐渐发展成中医特色疗法。其对于全身性疾病的治疗效果，在临床中也已经得到了充分验证，手穴疗法具有方便、安全、疗效好、适用范围广等诸多优点，既可以用于日常保健，也可以辅助治疗一些慢性疾病和急性病症。

　　本书整理了数十个常用的手部腧穴，以图文结合的形式帮助读者精准定位；并对针刺、艾灸、按摩等刺激手法予以详细解读，即使是零基础的人群，也能轻松理解和学会手穴的相关知识；此外，本书还介绍了多种疾病的手穴疗法以及配伍穴位。读者在日常生活中，当身体产生不适时，翻阅本书，依病寻方，可在不同程度上改善症状，缓解不适。

目录

第一章
手穴是人体健康的"恢复键"

第二章
手部常用腧穴

第三章
常见疾病的手穴疗法

第四章
手穴按摩保健全身

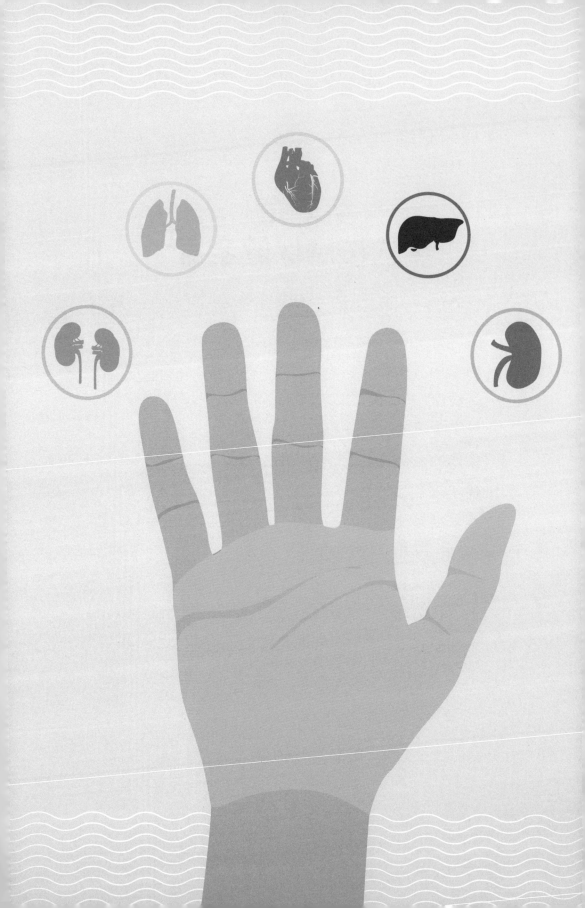

第一章
手穴是人体健康的"恢复键"

手是人体的重要器官，与我们的五脏六腑有着紧密的联系。对手穴的刺激，可以通过经络传达全身，使身体恢复健康，也能达到保健强身的作用。

手部蕴藏"健康密码"

在中医理论中，我们不仅可以通过手部状态了解人体内部的状态，还可以通过刺激手部，在一定程度上缓解人体内部的病症。

手穴为什么能治病

手穴能够治病，主要基于中医经络学说和全息理论。

首先，从中医经络学说的角度来看，人体最重要的12条正经中，有6条经络直达手部，手部通过经络的循行交接可以与人体的四肢百骸、脏腑器官有机联系起来。因此，刺激手部的穴位能够调节相应脏腑、组织的功能，不仅可以缓解许多常见病症，还能起到保健作用。

其次，从全息理论的角度来看，手是内脏的晴雨表，手部穴位病理反射区是神经聚集点。一只手的正反两面存在数十个病理反射区和治疗穴位，适用于手部穴位病理按摩。

因此，准确不断地按摩手部穴位病理反射点，能使内脏受到良性刺激，从而逐渐强化其功能，达到防病治病的功效。

此外，现代针灸医学研究也表明，针刺手部穴位能激活人体免疫系统，有助于动员体内防御系统，增强抗病能力。而且针刺手部穴位，可以影响大脑皮质，从而较快地调节人体生理机能和体内防御系统。同时，现代针灸医学研究也证实了手穴治疗的有效性和安全性。

总的来说，刺激手部穴位，可以调节人体内脏腑和组织的功能，增强抗病能力。

手与经络的关系

经络是经脉、络脉及其连属部分的总称，是人体沟通上下内外，联络脏腑、肢节，运行气血，抗御外邪，调节体内功能的密闭功能系统。人体有6条经脉循经手部，分别为手太阴肺经、手阳明大肠经、手厥阴心包经、手少阳三焦经、手太阳小肠经、手少阴心经，这6条经脉与手指密切相连。

《黄帝内经·灵枢》中提到，手太阴肺经止于拇指，手阳明大肠经起于食指，手厥阴心包经止于中指，手少阳三焦经起于无名指，手太阳小肠经起于小指，手少阴心经止于小指。当拇指出现疼痛或异常时，可能提示肺部疾病；食指能反映胃肠的健康状况；中指的状态可以反映心脏的功能状况；无名指的异常可能提示三焦的病变；小指的状态可以反映肾脏的健康状况。

手是人体气血输注、交汇的地方，是人体的重要部位，而腧穴是脏腑、经络之气输注于体表的聚集点。当人体受到外邪侵袭或饮食起居失节，导致生理的平衡被打破时，经络与腧穴有传达病邪和病症的作用。临床上可以借助手部腧穴出现的压痛或知觉异常，辨别疾病所在，然后通过针灸、按摩等疗法治病祛邪。

手与脏腑的关系

中医认为，人体的脏腑通过经络与四肢相连，因此，脏腑的生理状况、病理变化可以通过手部表现出来。

除经络理论外，手和脏腑的关系也可以用手部全息理论来解释，这是中医全息医学的一部分。该理论认为：人体是一个统一的整体，各脏腑之间气血相通、经络相连，且各脏腑与体表之间又有相应的联系和反应点。手部作为身体的一部分，其穴位和反射区与身体的各个脏腑有着特定的对应关系。这种对应关系也就构成了手部全息理论的基础。

具体来说，手部的全息反应点可以看作身体脏腑的缩影或映射。手掌上的某些区域对应着身体的某个脏腑，该处发生病变时，相应的手部区域就会出现反应，如疼痛、肿胀、颜色变化等。观察和分析这些反应，就可以了解身体的健康状况，继而进行一定的保健和治疗。

全息医学认为，手部的全息反应点是身体各部位脏腑信息在手掌上的汇集。手掌上的每个反应点都代表着身体的某个部分或器官，通过刺激这些点，可以调理和改善相应脏腑器官的功能，达到治疗和保健的效果。这种全息理论为中医手诊和手疗提供了丰富的理论基础和实践指导。

总之，手部与身体各脏腑之间有着特定的对应关系，刺激手部穴位，可以对相应的脏腑疾病起到一定的治疗作用。

一起认识手穴

对手穴的了解，是学习手穴疗法的基础，打好这一基础，能帮助我们更好地认识自身，提高对手穴疗法的认知。

什么是手穴

手穴指的是位于手部的特定穴位。手穴存在的基础是传统中医经络腧穴理论和现代医学对穴位和反射区的认识。在中医理论中，手部通过经络与脏腑联系紧密，手部的穴位和反射区通常与身体的各个部位和器官相关联，可以通过按摩、针灸等刺激方法来调和气血、平衡阴阳、疏通经络，从而对脏腑疾病和四肢躯干的疾病起到治疗作用，改善身体的健康状况。

说到手穴，就不得不提到生物全息理论。这一理论体现了以小窥大的中医整体观，它认为每一个机体包括成体都是由若干全息胚组成的，任何一个全息胚都是机体的一个独立的功能和结构单位。换句话说，机体中相对完整而独立的部分，就是全息胚，每个全息胚中都存在着机体各个器官、部位的对应点。人体的手部就是一个全息胚，它包含着人体各个器官或部位的定位图谱，也就是反射区分布图。

现代医学通过研究手部反射区的敏感度和反应来评估身体的健康状况，认为手部的某些区域与身体的各个部位和器官之间存在一种反射关系，这与中医手穴理念在一定程度上是一致的。

手穴的分布

手穴有规律地分布在手掌、手背及手侧部附近，联络五脏六腑、四肢关节，具有影响人体机能活动的功能。

在手掌部分，手穴主要集中在手指的掌面和掌中央。手指的掌面有与各个脏腑相对应的经络穴位，如拇指对应肺经，食指对应大肠经，中指对应心包经，无名指对应三焦经，小指对应小肠经和心经。掌中央则有劳宫等重要穴位。

在手背部分，手穴主要分布在手指的背面和手腕处。手指的背面也有与手掌相对应的穴位，刺激方法多为点按或掐按。手腕处则有阳谷、养老等重要的穴位。

此外，在手侧部，也有一些重要的穴位分布，如手太阳小肠经的后溪等穴位。

手穴包括经穴、经外奇穴，近年来，人们又发现了某些由病症命名的感应点、反应区和新针穴位等。

另外，手穴还可依穴位功能分为脏腑相应点、器官肢体相应点和特效点。例如心点、肺点、肝点、脾点属于脏腑相应点，右足点、右踝点、右膝点属于器官肢体相应点，感冒点、便秘点、安眠点、降压点属于特效点等。

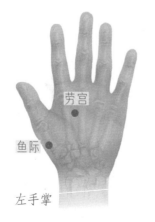

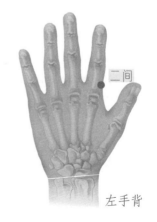

劳宫

鱼际

左手掌

二间

左手背

依据手骨的部位可以确定
手穴的位置。

手穴疗法的好处

手穴疗法近年来逐渐进入了大众视野，成为重要的家庭保健疗法，具有适用范围广、能防能治、简便易行的特点。其应用范围十分广泛，既可以预防多种疾病的发生，又可用于治疗内科、外科、妇科、儿科等十几类病症，大部分人群可以通过按摩、针刺、艾灸等方式刺激手穴，达到调整身体状态的功效。

了解手穴疗法的禁忌证

在应用手穴疗法时，我们还需要注意其禁忌证，根据个人情况来确定是否适合手穴疗法，并遵循相关的注意事项，以确保治疗的安全性和有效性。

1.传染性疾病：如部分肝炎、皮肤病等传染性疾病患者不宜接受手穴疗法，以免传染给他人或影响治疗效果。

2.皮肤破损或感染：手部皮肤有破损、感染、炎症等情况时，不宜进行刺激的手穴疗法，以免加重病情。

3.出血性疾病：如血友病、紫癜等出血性疾病患者，不宜接受刺激的手穴疗法，以免出现出血状况。

4.孕妇及术后康复者：孕妇、术后康复者或其他特殊人群，需要在医生的指导下进行手穴疗法，以确保安全有效。

此外，手穴疗法还需要注意避免在过饱、过饥、过度劳累等情况下应用，以免影响治疗效果或加重病情。同时，对于某些特殊穴位，如劳宫等，女性在月经期间也不宜予以刺激，以免对身体造成不良影响。

常用的手穴刺激方法

手穴的刺激方法有很多，因病制宜、因人制宜，才能更好地发挥出手穴的疗效。

针刺

针刺是手穴疗法中的常用方法之一，其主要针具是毫针。

毫针刺法是一种使用毫针刺激人体穴位的治疗方法。运用捻转提插等手法刺激穴位，可以达到治疗疾病的目的。毫针刺法整体包括持针法、进针法、行针法、补泻法、留针法、出针法等针刺方法，是针灸疗法中非常重要的一项内容。

针刺的补泻方法

根据"盛则泻之，虚则补之"的治疗原则，针刺分为补、泻两种针刺方法。一般针刺的运用原则是：虚证用补法，实证用泻法。针下有气的为实，针下无气的为虚。通过考察病情的缓急，决定补泻的先后顺序。根据气的虚实，决定留针或出针。

针刺手穴的方法

针刺前要对穴位进行按压，找到正确位置后，用左手拇指指甲掐按手穴，一方面是为了运其气血，另一方面是为了避开皮下血管，以减少针刺的不良反应。

针刺进针时可采用指切进针法，左手拇指切在穴位上，右手持针，将针尖紧靠指甲缘快速刺入穴位皮下。根据角度不同，针刺可分为直刺、斜刺和平刺三种。直刺：针身与皮肤表面呈 90° 角垂直刺入。斜刺：针身与皮肤表面呈 45° 角倾斜刺入。平刺：又称"横刺""沿皮刺"，针身与皮肤表面呈 15° 角沿皮肤刺入。

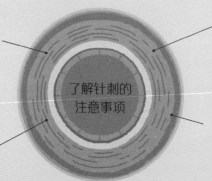

在进行针刺疗法时，必须严格遵守消毒规范，以防止感染的发生。

针刺时应该保持稳定的力度和姿势，避免过度用力或突然移动导致患者不适或损伤。

了解针刺的注意事项

如果患者存在精神紧张、疲劳、虚弱等情况，应避免进行针刺疗法。

如果患者出现疼痛、头晕、恶心等不适症状，应该立即停止针刺，并采取适当的处理措施。

艾灸

艾灸是以艾绒作为主要材料，点燃后在体表一定的部位（或穴位）进行烧、灼、熏熨，给人体以温热刺激，达到温通经络、益气活血、防治疾病的一种外治法。

艾灸疗法简便易行，且疗效显著。由于艾灸主要是靠灸火直接或间接地在体表施以适当的温热刺激来起到防治疾病和保健的作用，故除瘢痕灸外，一般以患者感觉灸处局部皮肤及皮下温热或微感灼痛为宜，温热刺激可直达深层，经久不消，或可出现循经感传现象。

艾灸的补泻方法

艾灸的补泻需根据辨证施治的原则，虚证用补法，实证用泻法。艾灸补法，无须以口吹艾火，让其自然缓缓燃尽即可，以补其虚；艾灸泻法，应当快速吹艾火至燃尽，使艾火的热力迅速透达穴位深层，以泻邪气。

艾灸手穴的方法

艾灸工具较多，古代针灸著作中的灸法大多用的是艾炷；当前临床中常用的是艾条；进行较大面积的灸治时，用的是温灸器。手穴的艾灸疗法中，使用较多的是艾炷、艾条。

艾炷施灸方法有两种，一种是把艾绒制成的艾炷直接放在皮肤上施灸，称为直接灸；另一种是用药物或其他衬垫物隔开放在皮肤上施灸，称为间接灸，具体形式多种多样，如隔姜灸、隔蒜灸、隔盐灸等，每种方法都有其特定的适应症和治疗效果。

了解艾灸的注意事项

局部可能会出现水疱，只要不擦破，可任其自然吸收。

治疗后保持清洁，避免感染。

过饥或过饱的状态下不宜艾灸。

施灸过程中要防止燃烧的艾绒脱落，以免烧伤皮肤和烧毁衣物。

按摩

按摩，又称为"推拿"，主要是通过特定手法作用于人体体表的经络、穴位和特定部位，以调节机体的生理、病理状况，从而达到治疗的目的。

手穴按摩就是在手穴上进行按、揉、点等手法，来达到治病或保健的目的，此法具有简便易行、安全可靠的特点，是临床急救的应急方法之一。

手法在按摩疗法中起着关键的作用。规范、熟练、恰当的手法，如操作的方向、频率的高低、用力的轻重、手法刺激的性质等与治疗的部位、穴位以及患者的病情、体质相结合，就能发挥其通调脏腑、疏通经络、调和气血等作用。按摩手穴可以对末梢神经产生刺激，并将刺激传输到中枢神经，最终达到调整内脏功能、促进血液循环、提高机体新陈代谢的目的。

按摩手穴的方法

针对手穴的按摩，以按法、叩法、点法、揉法、甲切法为主。

按法：以拇指或食指的指端或指腹按压手穴。

叩法：以屈曲中指的指间关节或食指指端叩击手穴。

点法：以屈曲拇指的指间关节或屈曲食指的指间关节点压手穴。

揉法：以手指螺纹面置于手穴上，轻揉手穴。

甲切法：以手指指甲切压手穴。

按摩手穴需要找准穴位，避免取穴错误导致效果不佳或产生不适。

按摩手穴前应该清洁双手，避免手部污染导致感染。

了解按摩的注意事项

按摩手穴时避免用力过猛，以免导致手部疼痛或损伤。

皮肤敏感或患有皮肤病的人群，如果出现红肿、瘙痒等不适症状，应该立即停止按摩。

点刺放血

点刺放血法是用针刺破手穴皮肤，放出血液以治疗疾病的一种疗法，由古代的砭石刺络法发展而来。

点刺放血法所用针具为三棱针，属于九针中的锋针，其材料为不锈钢，针柄呈圆柱形，针身呈三棱形，针尖锋利。在手穴治疗中，一般使用的是小号三棱针。

十指末梢的穴位如少商、商阳、中冲、少冲等，临床上多用点刺放血法治疗实证、热证、闭证，此法一般适用于急重症病人，具有活血化瘀、清热开窍之功效，常用于昏迷、惊厥、中暑等病症。

点刺放血的方法

操作前应先对所选手穴进行按摩以集中血液，并对手穴处皮肤进行消毒。以左手拇指、食指固定被刺部位，用右手拇指、食指持针，中指应紧靠针尖处，对准手穴刺入，手法宜轻、浅、快、准，以出血为度，如未出血，则以左手挤压被刺手穴，使之出血。出血后，应以消毒棉球擦净血液，按压被刺之处。

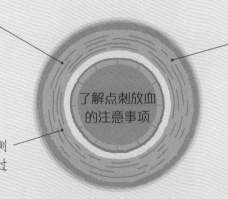

应严格保持无菌操作，预防创口感染。

年老体弱者、出血性疾病患者及饥饿状态下的人不宜运用此法。

了解点刺放血的注意事项

掌握好针刺深度，针刺不宜过深，放血不宜过多，一般数滴即可。

手穴疗法的取穴原则

在手穴疗法中，取穴的准确性对于治疗效果至关重要。通过不断地学习和实践，可以掌握手部穴位的准确位置和适合的刺激方法，提高治疗效果。

脏腑、肢体相应点取穴法

脏腑相应点的手穴取穴法是一种根据脏腑经络病机，结合八纲辨证，运用多种手法，选取相应手穴进行治疗的方法。

在手部，有许多穴位与脏腑相应，刺激这些穴位，可以调整脏腑的功能，达到治疗疾病的目的。例如，脾点位于掌面，拇指指间关节横纹中点，主治脾胃不和、腹泻、腹痛；肺点位于掌面，无名指远端指节横纹中点，主治呼吸系统疾病，如咳喘、鼻炎等。

具体的取穴方法需要根据具体的病症和脏腑经络病机进行辨证分析，一般来说，选取的穴位与病症相关，同时还应考虑穴位的位置、刺激方法和刺激强度等因素。

同脏腑一样，我们的肢体也在手上存在对应的穴位，这些穴位的名字即以对应肢体的名字命名，例如足跟点等。刺激这些穴位，可以缓解肢体不适、疼痛的情况。

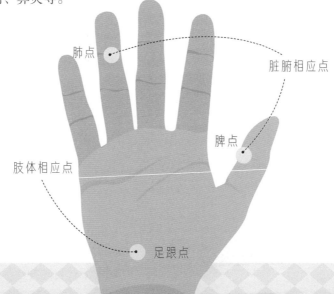

特效点取穴法

手穴特效点是指手部的特定穴位，刺激这些穴位，可以对身体的不同部位产生特定的治疗效果。以下是一些常见的手穴特效点及功效。

咳喘点
位于食指掌指关节尺侧，主治支气管炎、哮喘、神经性头痛等。

夜尿点
位于小指远端指节和近端指节横纹中点处，主治夜尿、尿频等。

定惊点
位于大小鱼际交接处中点，具有镇静安神、调和气血的功效。

急救点
位于中指尖，距指甲缘0.2寸，主治昏迷、中暑等急症。

此外，手掌上的合谷、少商等也是常见的手穴特效点。例如，合谷是手阳明大肠经的原穴，具有宣通气血、扶正祛邪的功效，可以增强人体的免疫力。现代医学研究也表明刺激合谷对血压有双向调节作用，经常刺激合谷有利于维持血压的平稳。少商则位于拇指末节桡侧，可以用于治疗感冒、咽喉肿痛、咳嗽、气喘、发热、中暑呕吐等症状。

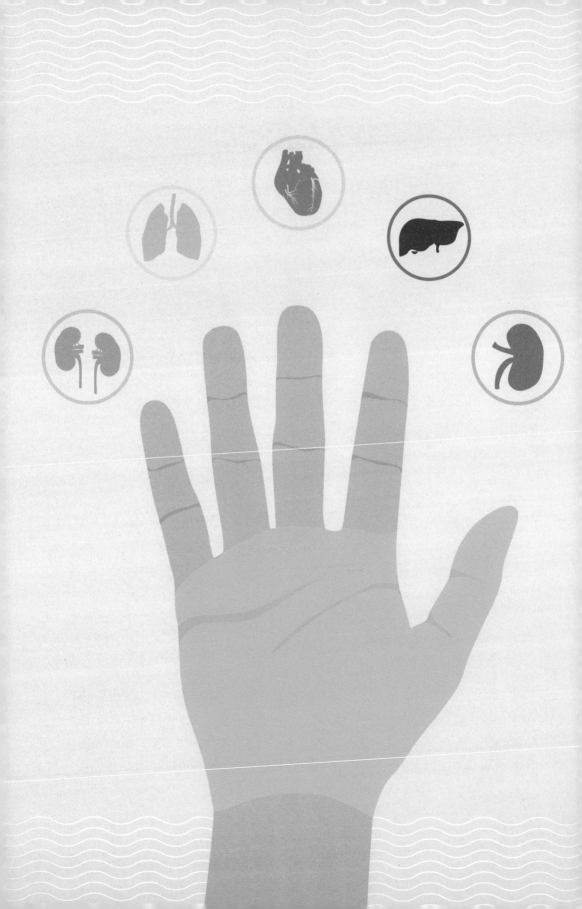

第二章
手部常用腧穴

　　手部腧穴丰富，在手掌、手背均有所分布，其中又可细分为正经穴和奇穴。近些年，在中医实践中又发现了数十个新针手穴，进一步丰富了手穴的内涵。与此同时，手穴感应点的应用也得到了一定程度的发展。

手部正经穴

手部正经穴是中医经络学说的重要组成部分，它们分布在手部的不同位置，与人体内部的脏腑、经络有着密切的联系。刺激这些穴位，可以达到治疗疾病和保健养生的目的。

手掌穴位

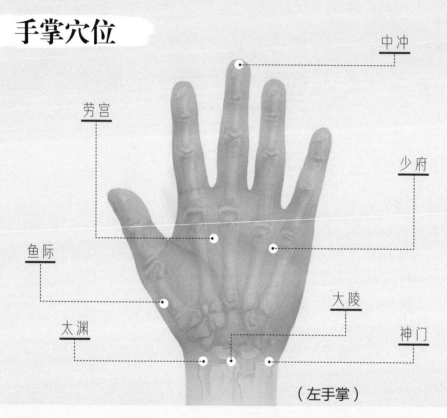

中冲

劳宫

少府

鱼际

大陵

太渊

神门

（左手掌）

肺经	心包经	手掌正经穴共7个（含腕前区），分属3条经脉，分别是肺经、心经和心包经，这3条经脉合在一起就是我们经常提到的手三阴经。日常按摩、拍打手掌可以对这3条经脉起到养护的作用。
鱼际	中冲	
太渊	大陵	
心经	劳宫	
神门		
少府		

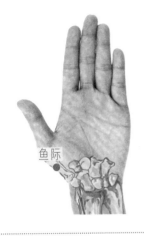

主治

咳嗽

哮喘

咯血

咽喉肿痛

发热

鱼际

精准定位： 在手外侧，第1掌骨桡侧中点赤白肉际处。

快速取穴： 手掌大鱼际隆起处外侧第1掌骨中点赤白肉际处即是。

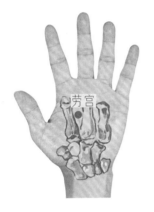

主治

热病

汗多

心烦

口腔溃疡

中风昏迷

劳宫

精准定位： 在掌区，横平第3掌指关节近端，第2、3掌骨之间偏于第3掌骨。

快速取穴： 握拳屈指，中指指尖所指掌心处，按压有酸痛感处即是。

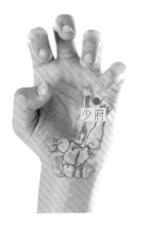

主治

心悸

胸痛

臂神经痛

小便不利

少府

精准定位： 在手掌，横平第5掌指关节近端，第4、5掌骨之间。

快速取穴： 半握拳，小指切压掌心第1横纹上，小指指尖所指处即是。

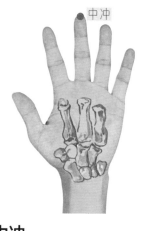

主治

心痛

心悸

舌痛

中暑

目赤

中冲

精准定位： 在手指，中指末端最高点。

快速取穴： 俯掌，在中指尖端的中央取穴。

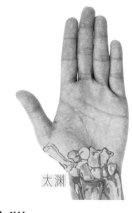

主治

脉管炎

肺炎

心动过速

神经性皮炎

太渊

精准定位： 在腕前区，桡骨茎突与舟状骨之间，拇长展肌腱尺侧凹陷中。

快速取穴： 掌心向内，腕横纹外侧摸到桡动脉，其外侧即是。

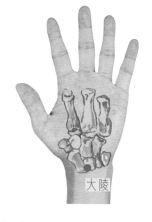

主治

身热

头痛

咽炎

扁桃体炎

肾虚

大陵

精准定位： 在腕前区，腕掌侧远端横纹中，掌长肌腱与桡侧腕屈肌腱之间。

快速取穴： 微屈腕握拳，在腕横纹上，两条索状大筋之间即是。

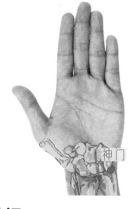

主治

心烦

失眠

痴呆

手臂疼痛

冠心病

神门

精准定位： 在腕前区，腕掌侧远端横纹尺侧端，尺侧腕屈肌腱桡侧缘。

快速取穴： 伸臂仰掌，腕掌侧横纹尺侧，肌腱的桡侧缘。

手背穴位

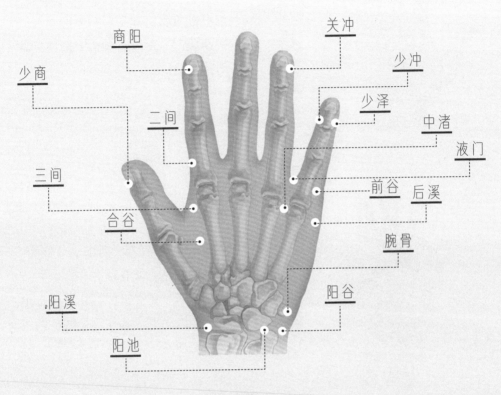

商阳
关冲
少商
少冲
二间
少泽
中渚
液门
三间
前谷　后溪
合谷
腕骨
阳溪
阳谷
阳池

（右手背）

大肠经	三焦经	小肠经	手背上共16个正经穴（含腕后区），分属5条经脉，以手三阳经为主。手三阳经从手走头，因此，手背经穴对头面部疾病有较好的疗效。
商阳	关冲	少泽	
二间	液门	前谷	
三间	中渚	后溪	
合谷	阳池	腕骨	
阳溪	**心经**	阳谷	
肺经	少冲		
少商			

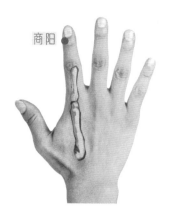

主治

咽喉肿痛

昏厥

呕吐

扁桃体炎

便秘

商阳

精准定位: 在手指,食指末节桡侧,指甲根角侧上方 0.1 寸(指寸)。

快速取穴: 食指末节指甲根角,靠拇指侧的位置。

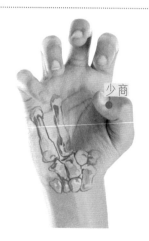

主治

咳嗽

咽喉肿痛

慢性咽炎

扁桃体炎

少商

精准定位: 在手指,拇指末节桡侧,指甲根角侧上方 0.1 寸(指寸)。

快速取穴: 将拇指伸直,沿拇指指甲桡侧缘和下缘各作一切线,两线交点处即是。

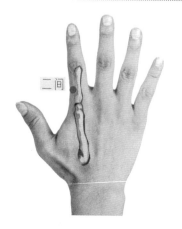

主治

牙痛

咽喉肿痛

鼻出血

目痛

腹胀

二间

精准定位: 在手指,第 2 掌指关节桡侧远端赤白肉际处。

快速取穴: 握拳,第 2 掌指关节前缘,靠拇指侧,触之有凹陷处即是。

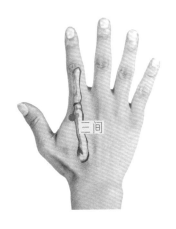

主治

牙痛

咽喉肿痛

痔疮

哮喘

嗜睡

三间

精准定位： 在手背，第2掌指关节桡侧近端凹陷中。

快速取穴： 微握拳，在食指桡侧，第2掌指关节后缘，触之有凹陷处即是。

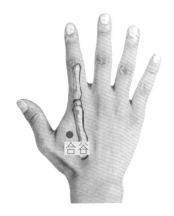

主治

外感发热

头痛目眩

鼻塞

牙痛

便秘

合谷

精准定位： 在手背，第2掌骨桡侧的中点处。

快速取穴： 右手拇指、食指张开呈90°，左手拇指指间关节横纹压在右手虎口上，指尖点到处即是。

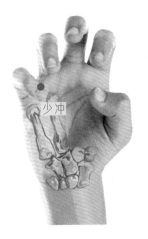

主治

癫狂

热病

胸痛

目黄

少冲

精准定位： 在手指，小指末节桡侧，指甲根角侧上方0.1寸（指寸）。

快速取穴： 伸小指，指甲底部与指甲桡侧引线交点处即是。

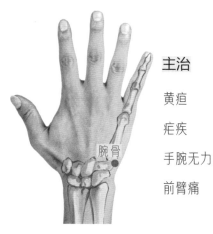

主治

黄疸

疟疾

手腕无力

前臂痛

腕骨

精准定位： 在腕区，第5掌骨底与三角骨之间的赤白肉际凹陷中。

快速取穴： 微握拳，掌心向下，由后溪向腕部推，摸到两骨结合凹陷处即是。

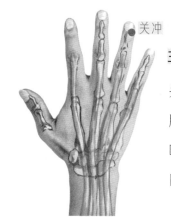

主治

头痛

肘痛

咽喉肿痛

目视不明

关冲

精准定位： 在手指，第4指末节尺侧，指甲根角侧上方0.1寸（指寸）。

快速取穴： 无名指指甲底部与侧缘引线的交点处即是。

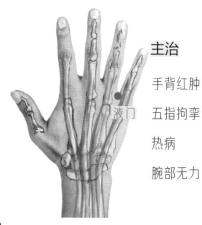

主治

手背红肿

五指拘挛

热病

腕部无力

液门

精准定位： 在手背，第4、5指间，指蹼缘上方赤白肉际凹陷中。

快速取穴： 抬臂俯掌，手背部第4、5指指缝间，掌指关节前可触及一凹陷处即是。

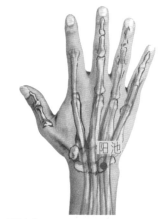

主治

口干

糖尿病

腕关节肿痛

手足怕冷

阳池

精准定位： 在腕后区，腕背侧远端横纹上，指伸肌腱的尺侧缘凹陷中。

快速取穴： 抬臂垂腕，背面，由第4掌骨向上推至腕关节横纹，可触及凹陷处即是。

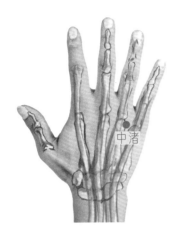

主治

耳聋

目眩

头痛

脂溢性皮炎

前臂疼痛

中渚

精准定位：在手背，第4、5掌骨间，第4掌指关节近端凹陷中。

快速取穴：抬臂俯掌，手背部第4、5指指缝间，掌指关节后可触及一凹陷处即是。

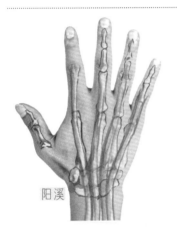

主治

头痛

耳鸣

耳聋

牙痛

目赤肿痛

阳溪

精准定位：在腕区，腕背侧远端横纹桡侧，桡骨茎突远端，即"鼻烟窝"凹陷中。

快速取穴：手掌侧放，拇指伸直向上翘起，腕背桡侧有一凹陷处即是。

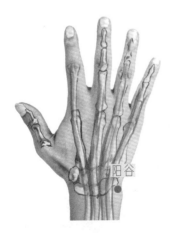

主治

头痛

耳鸣

耳聋

腕痛

阳谷

精准定位：在腕后区，尺骨茎突与三角骨之间的凹陷中。

快速取穴：位于尺骨茎突远端凹陷中。

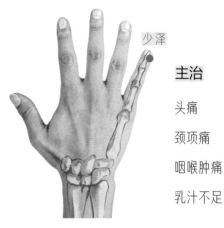

主治

头痛

颈项痛

咽喉肿痛

乳汁不足

少泽

精准定位: 在手指,小指末节尺侧,指甲根角侧上方0.1寸(指寸)。

快速取穴: 伸小指,指甲底部与指尺侧引线交点处即是。

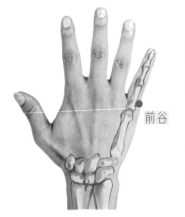

主治

头项急痛

口疮

手指痒麻

臂痛不得举

前谷

精准定位: 在手指,第5掌指关节尺侧远端赤白肉际凹陷中。

快速取穴: 握拳,小指掌指关节前有一皮肤皱襞突起,其尖端处即是。

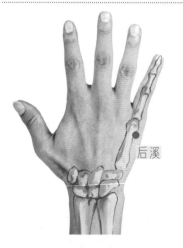

主治

颈肩痛

肘臂痛

汗多

落枕

急性腰扭伤

后溪

精准定位: 在手内侧,第5掌指关节尺侧近端赤白肉际凹陷中。

快速取穴: 握拳,小指掌指关节后有一皮肤皱襞突起,其尖端处即是。

手部奇穴

　　除了正经穴外，还有一类穴位，因为常有奇效，而被称作"奇穴"，又因其大部分穴位不处于十四经脉循行线上，或虽在线上，但未被归于十四经脉，而被称作"经外奇穴"。

　　手部的奇穴，虽不像正经穴那样与脏腑有直接的络属关系，但它们同样在人体健康中发挥着重要的作用。奇穴与正经穴相互关联，共同维持着人体的气血平衡和脏腑功能的正常运作。

手掌穴位

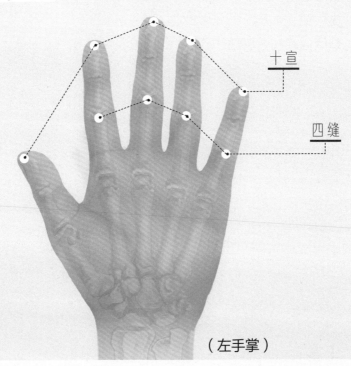

十宣

四缝

（左手掌）

奇穴

四缝

十宣

　　手掌奇穴较少，只有四缝和十宣，位置都较为好找。四缝具有消食导滞、祛痰化积的功效，是治疗疳积的经验穴；十宣具有清热、开窍、醒神的功效，常用于急救和各种热证。

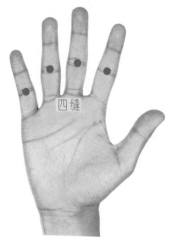

主治

百日咳

哮喘

小儿消化不良

肠蛔虫病

四缝

精准定位： 在手指，第 2~5 指掌面的近侧指间关节横纹的中央，一手 4 穴，左右共 8 穴。

快速取穴： 手掌侧，第 2~5 指近端指间关节中点即是。

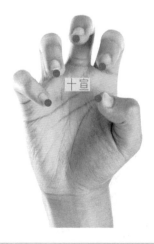

主治

昏迷

休克

高血压

急性胃肠炎

十宣

精准定位： 在手指，十指尖端，距指甲游离缘 0.1 寸（指寸），一手 5 穴，左右共 10 穴。

快速取穴： 十指微屈，手十指尖端，指甲游离缘尖端处即是。

手背穴位

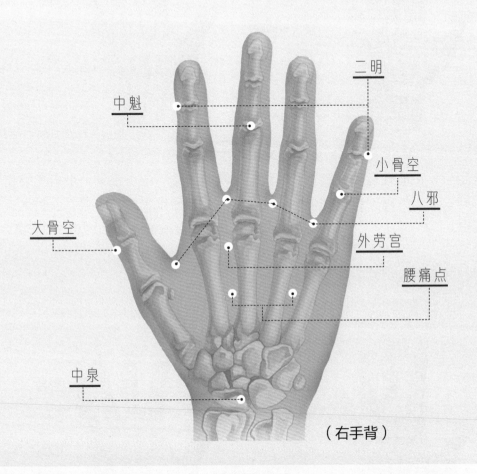

中魁

二明

小骨空

八邪

外劳宫

腰痛点

大骨空

中泉

（右手背）

奇穴	腰痛点
中泉	外劳宫
中魁	八邪
二明	
大骨空	
小骨空	

手背奇穴在临床治疗上针对性较强。中泉主要用于治疗腕关节疾病；中魁主要用于治疗消化系统疾病；二明主要用于治疗眼部疾病；大骨空和小骨空主要用于治疗眼部疾病和消化系统疾病；腰痛点主要用于治疗急性腰扭伤；外劳宫主要用于治疗落枕；八邪主要用于治疗手指病症。

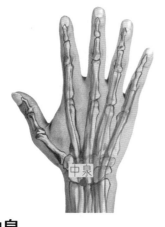

主治

支气管炎

支气管哮喘

胃炎

肠炎

中泉

精准定位： 在前臂后区，腕背侧远端横纹上，指总伸肌腱桡侧的凹陷中。

快速取穴： 手用力撑开，指总伸肌腱与腕背横纹交点靠拇指侧的凹陷处即是。

主治

眼病

二明

精准定位： 位于手背，小指远端指间关节横纹尺侧缘1穴；食指远端指间关节横纹桡侧缘1穴，一手2穴。

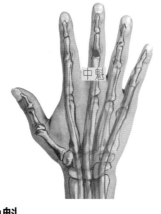

主治

反胃

呕吐

急性胃炎

贲门梗阻

鼻出血

中魁

精准定位： 在手指，中指背面，近侧指间关节的中点处。

快速取穴： 中指背侧靠近心脏端的指间关节中点处即是。

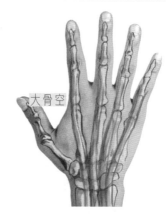

主治

目痛

结膜炎

白内障

急性胃肠炎

大骨空

精准定位： 在手指，拇指背面，指间关节的中点处。

快速取穴： 抬臂俯掌，拇指指间关节背侧横纹中点处即是。

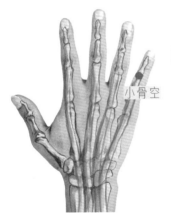

主治

眼肿痛

咽喉炎

掌指关节痛

吐泻

小骨空

精准定位： 在手指，小指背面，近侧指间关节的中点处。

快速取穴： 小指背侧近端指间关节横纹中点处即是。

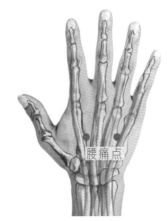

主治

急性腰扭伤

头痛

目眩

耳鸣

气喘

腰痛点

精准定位： 在手背，第2、3掌骨间及第4、5掌骨间，腕背侧远端横纹与掌指关节的中点处，一手2穴。

快速取穴： 手背第2、3掌骨间，第4、5掌骨间，掌背中点的凹陷处即是。

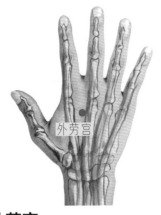

主治

颈椎病

咽喉炎

落枕

偏头痛

外劳宫

精准定位： 在手背，第2、3掌骨间，掌指关节后0.5寸（指寸）凹陷中。

快速取穴： 手背第2、3掌骨间，掌指关节向后半横指处即是。

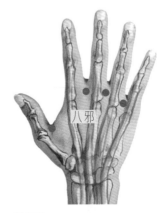

主治

手指关节疾病

手指麻木

手肿

头痛

八邪

精准定位： 在手背，第1~5指间，指蹼缘后方赤白肉际处，左右共8穴。

快速取穴： 手背，第1~5指间，两手指根部之间，皮肤颜色深浅交界处即是。

新针手穴

新针手穴是近些年新发现的针灸穴位，临床效果好，应用范围十分广泛。

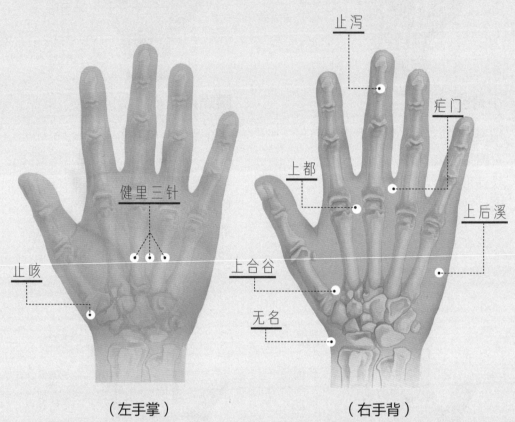

（左手掌）　　　　　（右手背）

手掌	手背
健里三针	无名
止咳	止泻
	上后溪
	上合谷
	上都
	疟门

　　新针手穴是近年来新发现并应用于临床的针灸穴位，手掌和手背均有分布。新针手穴的发现和应用，丰富了手穴治疗的手段和方法。这些穴位具有独特的治疗作用，对于一些常见病症有着较好的疗效，可以用于治疗头痛、牙痛、肩颈痛、腰痛等疼痛症状，还可以用于改善失眠、焦虑等神经精神症状。

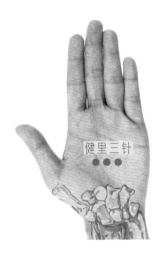

主治

肝病
胃病
心悸
肾炎

健里三针

精准定位：位于手掌中央，第3、4掌骨间隙中点下1寸处，此为1穴，左右旁开0.5寸各1穴，计3针。

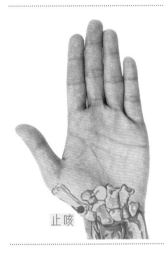

主治

气短
咳嗽

止咳

精准定位：位于手掌桡侧缘，第1掌骨基底凹陷处。

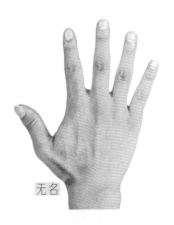

主治

喘息

无名

精准定位：位于手背腕横纹桡侧端，伸拇短肌腱尺侧缘。

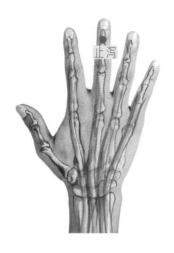

主治

小儿腹泻

止泻

精准定位：位于中指背面，距指甲根 0.5 寸处。

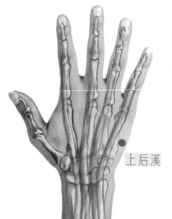

主治

聋哑

上后溪

精准定位：位于手背尺侧缘，半握拳取之，第 5 掌骨小头后方掌横纹头，与手尺侧第 5 掌骨基底钩骨之间凹陷连线中点。

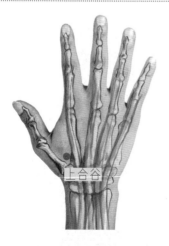

主治

牙痛
鼻痛

上合谷

精准定位：位于手背，第 1、2 掌骨基底的前方凹陷处。

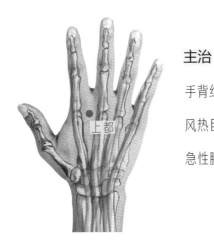

主治

手背红肿

风热目痛

急性腰扭伤

上都

精准定位：位于手背，将手握起，在食指与中指本节岐骨间，即第2、3掌骨小头高点之间或第2、3掌指关节之间。

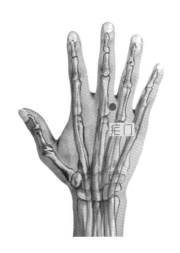

主治

疟疾

疥疮

眼病

疟门

精准定位：位于手背，第3、4掌指关节前缘，中指与无名指指蹼缘稍后、赤白肉际处。

手穴感应点

手穴感应点数量较多，每个点都有其特定的功效和主治病症。如牙痛点可以改善牙痛、下颌关节痛等症状；咳喘点可以缓解支气管炎、哮喘、神经性头痛等症状。

手掌穴位

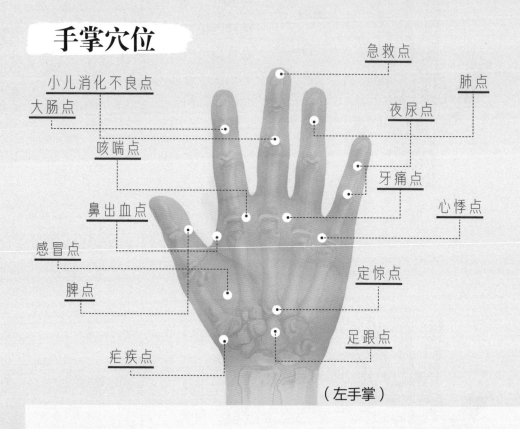

急救点
肺点
夜尿点
小儿消化不良点
大肠点
咳喘点
牙痛点
鼻出血点
心悸点
感冒点
定惊点
脾点
足跟点
疟疾点

（左手掌）

感应点		手穴感应点是指手部特定穴位受到一定刺激时，能够产生明显感应或反应的点位。
感冒点	脾点	
咳喘点	肺点	手掌上分布着丰富的手穴感应点，手指尖的感应点通常与头部相关，可以用于改善头痛、失眠等症状；手掌中心的感应点多与身体的消化系统和内分泌系统相关，可以用于改善胃痛、月经不调等病症。
大肠点	夜尿点	
急救点	心悸点	
定惊点	鼻出血点	
足跟点	牙痛点	
疟疾点	小儿消化不良点	

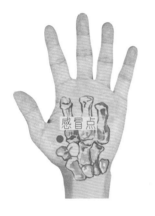

主治

感冒

牙痛

扁桃体炎

感冒点

精准定位： 位于手掌近桡侧缘，第1掌骨基底内侧后方1寸处。

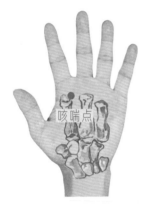

主治

支气管炎

哮喘

神经性头痛

咳喘点

精准定位： 位于手掌，食指掌指关节尺侧缘。

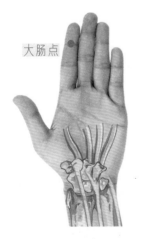

主治

便秘

痔疮

腹泻

腹胀

大肠点

精准定位： 位于掌面，食指远端指骨间横纹中点。

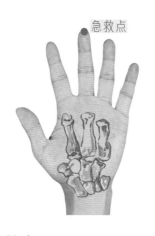

主治

昏迷急救

急救点

精准定位: 位于手掌,中指尖,距指甲缘0.2寸。相当于"中冲"。

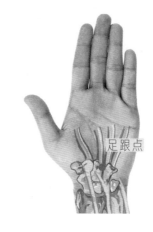

主治

足跟痛

足跟点

精准定位: 位于手掌,第3、4掌骨间隙中点。

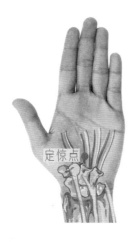

主治

惊厥

定惊点

精准定位: 位于手掌,大小鱼际交接处中点。

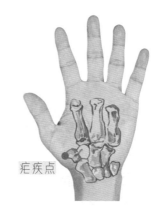

主治

疟疾

疟疾点

精准定位: 位于手掌,第1掌骨与腕关节结合处,大鱼际桡侧缘。

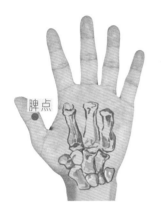

主治

腹胀

肠鸣

消化不良

脾点

精准定位：位于手掌，拇指指间关节横纹中点。

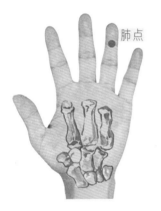

主治

咳喘

鼻炎

荨麻疹

呕吐

肺点

精准定位：位于手掌，无名指远端指间关节横纹中点。

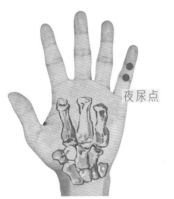

主治

夜尿症

尿频

泌尿道感染

夜尿点

精准定位：夜尿点一号位于小指远端指节横纹中点处；夜尿点二号位于小指近端指节横纹中点处。临床一般先针夜尿点一号，疗效欠佳时改用夜尿点二号。

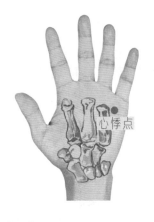

主治

心悸

月经过多

痛经

心悸点

精准定位：位于手掌，第 5 掌指关节桡侧缘。

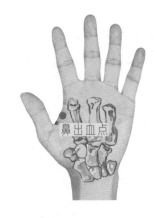

主治

鼻衄

鼻出血点

精准定位：位于手掌，拇指、食指指蹼缘中点。

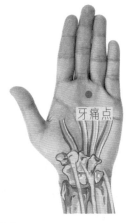

主治

牙痛

下颌关节痛

牙痛点

精准定位：位于手掌，第 3、4 掌指关节中点，距指蹼缘 1 寸。

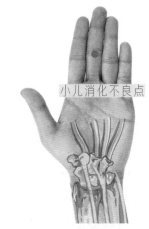

主治

小儿消化不良

小儿腹泻

小儿消化不良点

精准定位：位于手掌，中指近端关节横纹中点。为"四缝"之一。

手背穴位

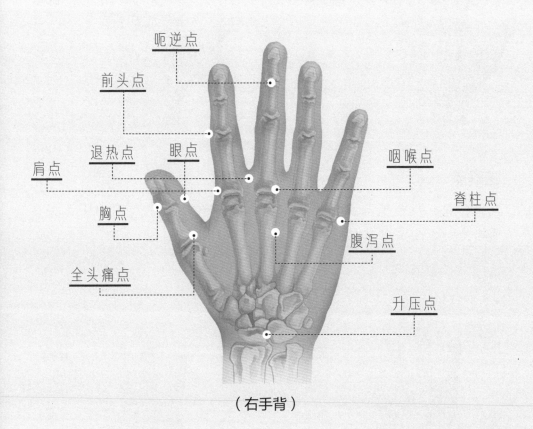

呃逆点
前头点
退热点
眼点
肩点
胸点
全头痛点
咽喉点
脊柱点
腹泻点
升压点

（右手背）

感应点

咽喉点	腹泻点
脊柱点	全头痛点
胸点	眼点
升压点	退热点
呃逆点	前头点
肩点	

　　手穴感应点一般是以主治部位和功效命名的，如眼部不适找眼点，腹泻找腹泻点。日常生活中多刺激这些穴位，可以促进气血流通，改善脏腑功能。

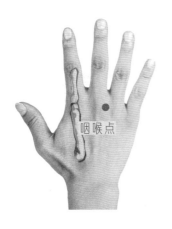

主治

咽喉痛

牙痛

三叉神经痛

急性扁桃体炎

咽喉点

精准定位：位于手背，第3、4掌指关节间，近第3掌指关节处。

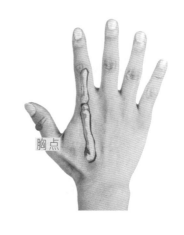

主治

胸痛

吐泻

胸点

精准定位：位于拇指桡侧指间关节赤白肉际处。

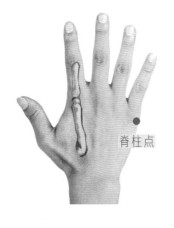

主治

腰痛

肩胛痛

耳鸣

鼻塞

脊柱点

精准定位：位于小指掌指关节尺侧缘赤白肉际处。

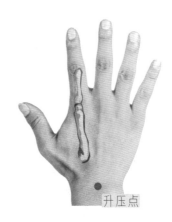

主治

血压下降

头晕

升压点

精准定位：位于手背，腕横纹中点。

备注：即小儿推拿"一窝风"，可治急性腹痛等症。

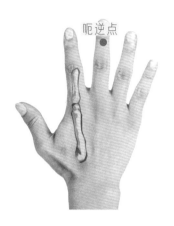

主治

呃逆

胸膜炎

肋间神经痛

呃逆点

精准定位：位于手背，中指远端指
间关节横纹中点。

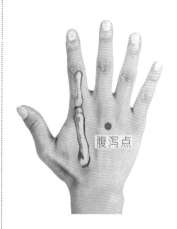

主治

腹泻

腹泻点

精准定位：位于手背，第 3、4 掌
指关节间向后 1 寸处。

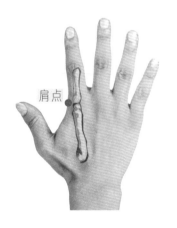

主治

肩痛

肩周炎

肩点

精准定位：位于手背，食指掌指关
节桡侧赤白肉际处。

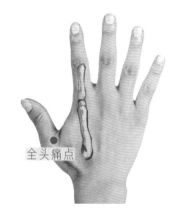

主治

头痛

头晕

腹胀

全头痛点

精准定位：位于手背，拇指掌指关
节尺侧缘。

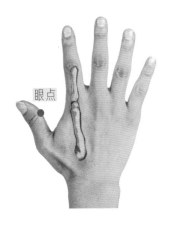

主治

眼病

眼点

精准定位：位于手背，拇指指间关节尺侧缘赤白肉际处。

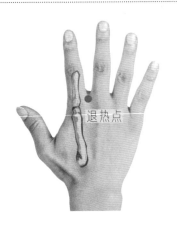

主治

发热

泄泻

退热点

精准定位：位于手背，中指桡侧指蹼处。

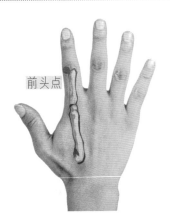

主治

前头痛

胃肠痛

阑尾炎

膝关节痛

前头点

精准定位：位于手背，食指背侧近端指间关节桡侧缘赤白肉际处。

小儿推拿常用手穴

　　小儿推拿也称"小儿按摩"，是按摩疗法中重要的组成部分。在中医理论指导下，结合小儿的生理和病理特点，形成了独特的推拿体系，为小儿的健康保驾护航。

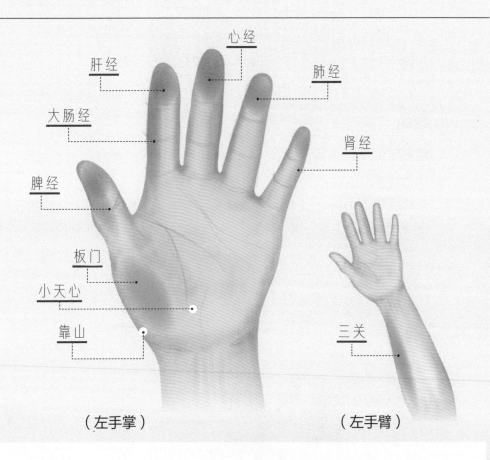

（左手掌）　　　　　　　　　　　（左手臂）

推拿手穴	肝经	推脾经常用于辅助治疗消化系统疾病，以及补脾养肺；推心经常用来调和心脏功能；推肝经常用于调节肝气……
靠山	脾经	
三关	肺经	通过对儿童特定穴位进行按摩，能改善消化系统功能、强化呼吸系统功能，并有效提高儿童免疫力和抗病能力。
板门	肾经	
小天心	大肠经	
心经		

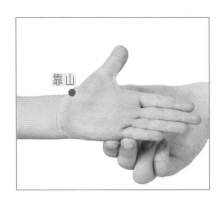

主治

疟疾

痰壅

咳嗽

牙痛

靠山

精准定位：位于拇指下掌根处，腕横纹桡侧端稍前方，第一掌骨近掌根处。

操作手法：掐法，用拇指指甲轻轻掐按靠山；推法，用手掌的根部或大鱼际、小鱼际着力于靠山，进行直线推动，可单向可往返。

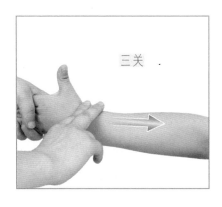

主治

小儿发热

恶寒

腹痛

腹泻

三关

精准定位：位于前臂桡侧，自腕横纹至肘横纹成一直线。

操作手法：推法，用拇指桡侧面或食指、中指指面自腕向肘直推；擦法，用手掌大鱼际自下而上擦三关。

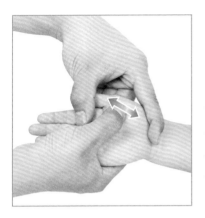

主治

呕吐

腹胀

腹泻

乳食停积

食欲不振

板门

精准定位： 位于手掌大鱼际平面。

操作手法： 揉法，拇指放在板门处，先顺时针按揉 100 次，再逆时针按揉 100 次；推法，用拇指指腹沿板门向腕横纹方向推动可止泻，反向可止呕，来回推动可调脾胃。

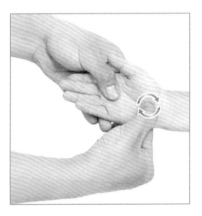

主治

高热神昏

小便不通

心绞痛

小儿惊风抽搐

小天心

精准定位： 位于掌根，大小鱼际交接处凹陷中。

操作手法： 揉法，用拇指指腹在小天心处按揉 100~300 次；捣法，用中指尖或屈曲的指间关节在小天心处进行有节奏地捣击。

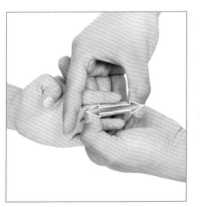

主治

心悸

失眠

胸闷

咳嗽

心经

精准定位： 位于中指末节螺纹面。

操作手法： 沿中指掌面直推 100~500 次，由指尖推向指根为补，反向则为清。

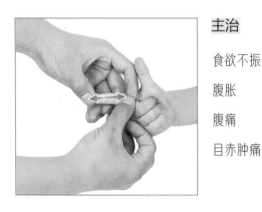

主治

食欲不振

腹胀

腹痛

目赤肿痛

肝经

精准定位：位于食指末节螺纹面。

操作手法：沿食指掌面直推 100~500 次，由指尖推向指根为补，反向则为清。

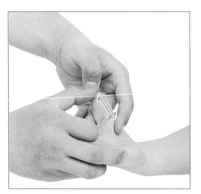

主治

消化不良

食欲不振

腹痛

腹泻

脾经

精准定位：位于拇指桡侧缘或拇指末节螺纹面。

操作手法：沿拇指桡侧缘直推 100~500 次，由指尖推向指根为补，反向为清，在指尖与指根之间来回推为清补。

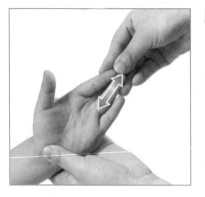

主治

咳嗽

哮喘

肺炎

气短

胸闷

肺经

精准定位：位于无名指末节螺纹面。

操作手法：沿无名指掌面直推 100~500 次，由指尖推向指根为补，反向则为清。

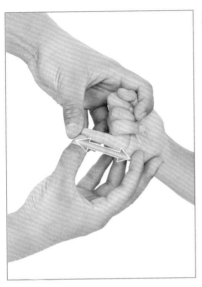

主治

尿频

尿急

尿痛

遗尿

肾经

精准定位： 位于小指掌面稍偏尺侧或小指末节螺纹面。

操作手法： 沿小指掌面直推 100~500 次，由指尖推向指根为补，反向则为清。

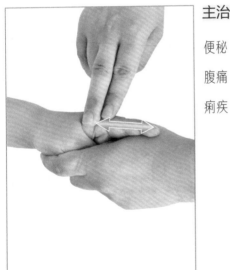

主治

便秘

腹痛

痢疾

大肠经

精准定位： 位于食指桡侧缘。

操作手法： 沿食指桡侧缘直推 100~500 次，由指尖推向指根为补，反向则为清。

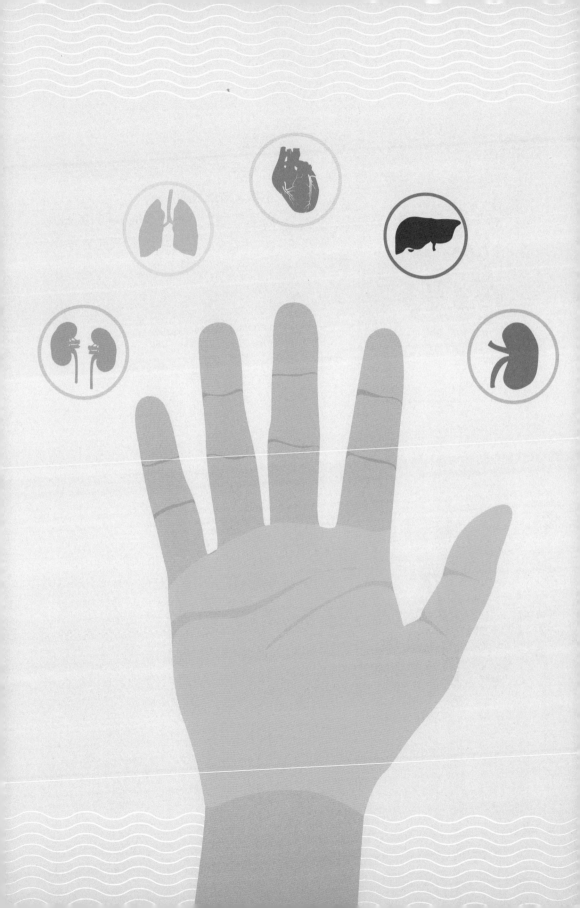

第三章
常见疾病的手穴疗法

　　手穴疗法是通过刺激手部穴位，调节身体的气血运行和脏腑功能，促进身体的自我修复，从而达到治疗常见病的目的。在病症的初期，手穴疗法具有很好的疗效，因此我们要充分利用手穴的便利性，尽早减轻症状、疗愈疾病。

内科病症

手部的穴位通过经络与脏腑相连，刺激手部的特定穴位，可以调和气血，平衡阴阳，进而对内科常见病症产生积极的辅助治疗效果。

感冒

感冒是一种由多种病毒引起的呼吸道常见疾病，总体分为普通感冒和流行性感冒。主要症状为鼻塞、流涕、打喷嚏、咽部干痒作痛、咳嗽，可伴有低热、乏力、全身酸痛等症状。普通感冒应与流行性感冒、上呼吸道细菌感染、百日咳等病相区别，加以针对性治疗。

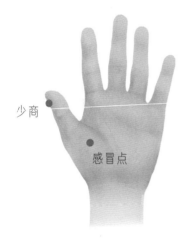

少商
感冒点

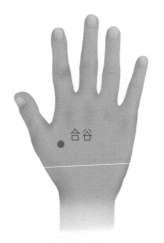

合谷

刺激穴位

感冒点
少商
合谷

刺激方法

针刺　点刺放血　艾灸

温馨提示：本书手穴疗法最好在专业医生指导下进行，尤其是针刺和点刺放血疗法，不可盲目自行操作，以免操作不当引起患者不适。

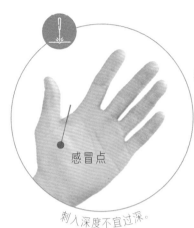

感冒点

取感冒点，直刺0.2~0.3寸，得气后，提插捻转1分钟，用泻法，行针10~15分钟。

刺入深度不宜过深。

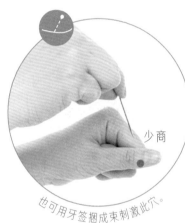

少商

取少商，用细三棱针或粗毫针，对准穴位，快速刺入后，轻轻摇摆1~2下，迅速出针，用拇指和食指轻轻挤出3~5滴血，并用消毒棉球擦拭。

也可用牙签捆成束刺激此穴。

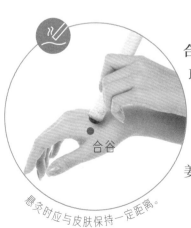

合谷

取合谷，点燃艾条，对准穴位，待皮肤略微产生灼痛感即可拿开，需艾灸15~20分钟，也可采取隔姜灸的方法。

悬灸时应与皮肤保持一定距离。

日常呵护指南

保持良好的生活习惯和饮食习惯，平时注意不能熬夜，不能过度劳累，保持良好的情绪。饮食方面注意少吃生冷、难以消化的食物，不能暴饮暴食。多开门窗，保持室内空气流通，避免细菌滋生。

头痛

头痛是很多疾病都能引起的一种自觉症状，中医学将头痛分为外感、内伤两大类型。外感头痛通常是由外界邪气侵袭引起的；内伤头痛则是由脏腑功能失调、气血运行不畅引起的。

穴位配伍，效果更好

太阳

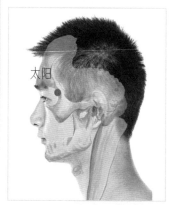

按摩前可在穴位处涂抹一点清凉油。

太阳在头部，眉梢与目外眦之间，向后约1横指的凹陷中。按摩太阳可以提神醒脑、缓解头痛。

风池

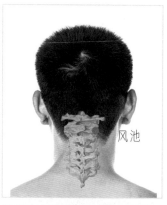

按摩此穴能够调节情绪，改善神经衰弱。

风池在颈后区，枕骨之下，胸锁乳突肌上端与斜方肌上端之间的凹陷中。按摩风池，可以缓解头痛症状。

印堂

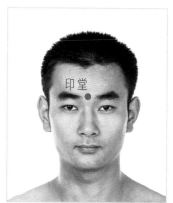

艾灸印堂也能起到缓解头痛的作用。

印堂在头部，两眉毛内侧端中间的凹陷中。按摩印堂可以促进气血的流通，缓解头部的紧张状态，从而减轻头痛的症状。

手穴刺激方法

针刺

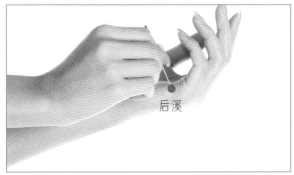

针刺后溪，手法以捻转为主，辅以小幅度轻轻提插，找到针感后再做持续运针。依头痛程度，可捻转 5~10 分钟，运针 30 分钟。

此穴不宜重刺激。

针刺

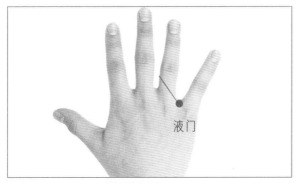

取液门，直刺 0.3~0.5 寸，得气后采取重插轻提手法，使针感上传。

针尖偏向手腕部，针感循行向上。

按摩

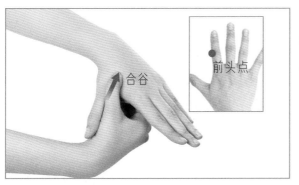

取合谷、前头点，用拇指指腹进行点压，每个穴位点压 2~3 分钟，反复点压数次，直至症状减轻。

可以任选一个穴位进行按摩，如无效果，再加按另一穴位。

呃逆

呃逆是一种不能人为控制的病症，多为进食吞咽仓促、受凉、精神刺激等因素引起的膈肌暂时性痉挛。若偶尔发生呃逆，可自行缓解；若出现在慢性病病程中，则多为病势转向严重的信号。

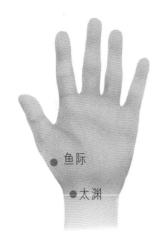

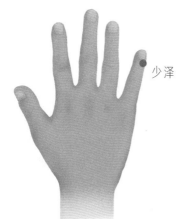

刺激穴位

太渊　　　　鱼际

少泽

刺激方法

针刺　　　按摩　　　点刺放血

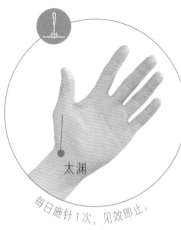

太渊

取太渊，直刺 0.2 寸，提插捻转 3~5 分钟，留针 15~20 分钟，注意避开桡动脉。

每日施针 1 次，见效即止。

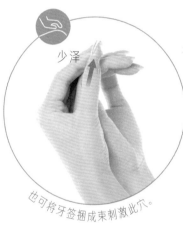

少泽

取少泽，用拇指和食指捏住患者小指，拇指对准穴位进行按压，以感到酸、麻、胀为度，每天可按压数次。

也可将牙签捆成束刺激此穴。

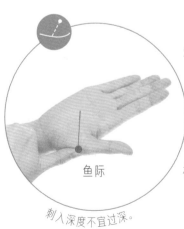

鱼际

取鱼际，先用拇指按揉穴位数次，再用三棱针快速点刺出血。用拇指和食指轻轻挤出 3~5 滴血，并用消毒棉球擦拭。

刺入深度不宜过深。

日常呵护指南

日常应避免饮食过快、过饱、过冷或过热，避免进食容易产气的食物。保持情绪稳定，避免过度焦虑、紧张、愤怒，因为这些情绪可能会刺激膈肌，导致呃逆。避免吸烟和饮酒，吸烟和饮酒可能会刺激胃肠道和膈肌，引起呃逆。

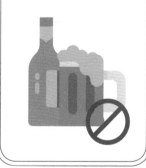

胃痛

胃痛，又称"胃脘痛"，是以上腹部近心窝处频繁疼痛为主症的病症。本病发生的原因主要为寒邪犯胃、饮食失节、情志不畅和脾胃虚弱等。在脾胃功能减退、抗病能力降低的情况下，容易引发胃痛。

穴位配伍，效果更好

中脘

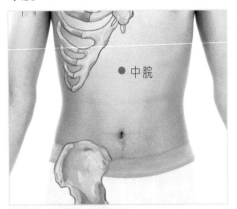

按揉此穴以局部发热为度。

中脘在上腹部，脐中上4寸，前正中线上。可以用拇指指腹进行按揉，按揉的力度以患者稍感酸胀为宜，按揉2~3分钟即可。按揉此穴能促进食物消化，缓解胃胀和胃痛。

足三里

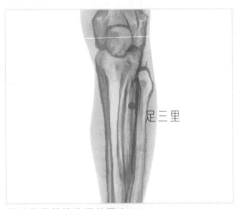

足三里是健脾补胃的要穴。

足三里在小腿外侧，犊鼻下3寸，犊鼻与解溪连线上。按揉的力度以患者能够耐受为度，当出现酸胀、微痛的感觉时，疗效较好。此穴是胃经上的重要穴位，经常按摩能疏通胃经，促进食物消化，起到健脾和胃的作用。

手穴刺激方法

针刺

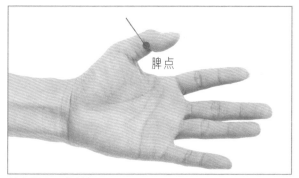

脾点

刺入深度不宜过深。

取脾点，进针后进行提插捻转，留针 15~20 分钟，每隔 15 分钟行针 1 次，出针后揉闭针孔。

按摩

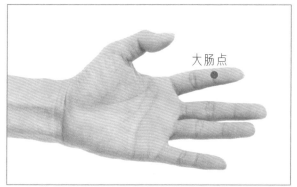

大肠点

饭后按摩此穴可以促进肠胃蠕动。

取大肠点、小儿消化不良点，用拇指指尖掐按上述穴位各 1~3 分钟，使其产生麻胀感，力度由轻到重，用力应均匀。

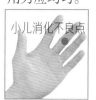

小儿消化不良点

可用指甲掐按此穴。

艾灸

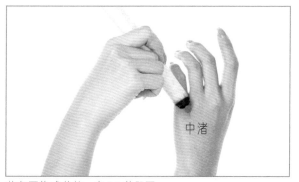

中渚

艾条可换成艾炷，灸 3-5 壮即可。

取中渚，点燃艾条，熏灸双手穴位，每次 20 分钟，至穴位处皮肤微微发红即可停止。

腹泻

　　腹泻是指大便次数增多，粪质稀薄。若腹泻次数过多，体内大量的电解质及水分会随粪便流失，就会出现全身乏力等症状，严重影响正常的工作及生活。腹泻的主要病变部位在脾胃与肠道，其致病原因为感受外邪、饮食所伤和脏腑功能失调等。

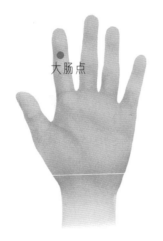

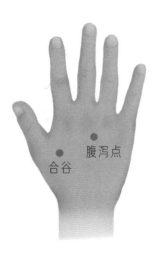

刺激穴位

腹泻点
合谷
大肠点

刺激方法

针刺

按摩

艾灸

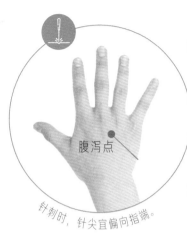

针刺时，针尖宜偏向指端。

腹泻点

取腹泻点，用拇指轻轻掐压患者手背第3、4掌指关节之间，以显示骨间隙，直刺0.3~0.5寸，提插捻转，寻针感麻、酸至指尖，留针30分钟，每天1次。

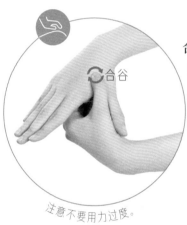

注意不要用力过度。

合谷

取合谷，搓热穴位附近的皮肤后，用拇指指腹按揉，力度由轻到重，每天1次。

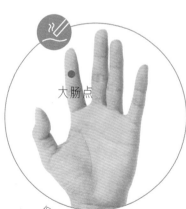

保持距离，小心烫伤。

大肠点

取大肠点，用艾条熏灸，每侧穴位各熏灸20分钟，每天1次。

日常呵护指南

应避免进食不洁食物，尽量食用新鲜、煮熟的食物。注意饮用水的清洁，避免饮用未经消毒的水。注意腹部保暖，避免受凉。在气温下降时，及时添加衣物，以免因受凉而引发腹泻。

哮喘

　　哮喘，全称为"支气管哮喘"，是一种常见的慢性炎症性气道疾病，主要特征为气道出现反复发作的喘息、气急、胸闷或咳嗽等症状，多在夜间或清晨发作，多数患者可自行缓解或经治疗缓解。

穴位配伍，效果更好

膻中

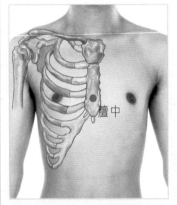

按摩前可先用热毛巾热敷，以促进血液循环。

　　膻中在胸部，横平第4肋间隙，前正中线上。按摩此穴可以平喘止咳、理气宽胸，常用于缓解胸闷、气短、咳喘、哮喘等病症。

定喘

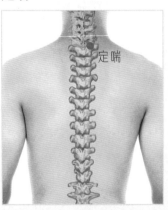

拇指和食指同时按摩两侧定喘。

　　定喘在脊柱区，横平第7颈椎棘突下，后正中线旁开0.5寸。此穴具有止哮平喘的功效，是改善哮喘症状的常用穴位。

天突

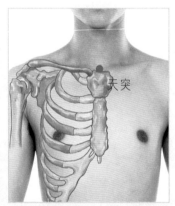

按摩时动作宜轻柔，幅度不要过大。

　　天突在颈前区，胸骨上窝中央，前正中线上。此穴能够宣肺平喘、开音化痰，对改善哮喘症状有一定效果。

手穴刺激方法

针刺

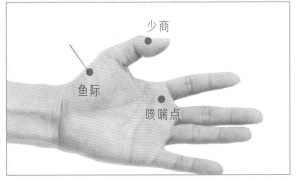

可任选其中 1-2 穴进行针刺。

取鱼际、咳喘点、少商中 1~2 穴，左右手交替针刺，每天 1 次，7~10 天为 1 个疗程。

按摩

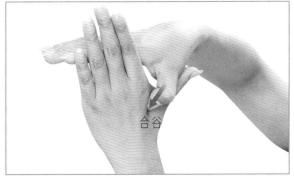

力量由轻到重。

取合谷，用拇指指端点压，每次 2~3 分钟，每天可重复 2~3 次。

按摩

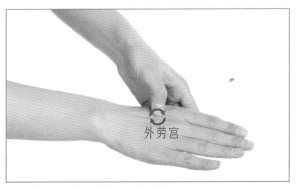

按摩此穴可以祛风散寒、温化寒痰。

取外劳宫，以拇指指端按揉 2~3 分钟，每天可按摩多次。

消化性溃疡

　　消化性溃疡主要指发生于胃和十二指肠的慢性溃疡，是一种多发病、常见病，临床上出血是消化性溃疡常见的并发症。消化性溃疡的形成与胃酸和胃蛋白酶的消化作用有关，成因复杂，常见的因素包括幽门螺杆菌感染、非甾体类抗炎药物的使用、应激、饮食不当等。

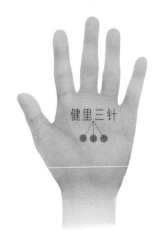

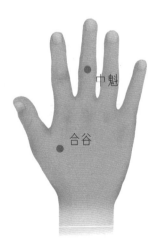

刺激穴位

健里三针

中魁

合谷

刺激方法

针刺　　艾灸　　按摩

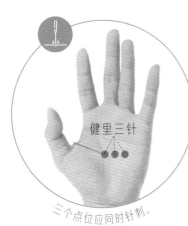

健里三针

手掌摊开，在第3、4掌骨间隙中点下1寸取1穴，左右旁开0.5寸各取1穴，共3穴。直刺或向上斜刺0.5~1寸，针感手指麻、胀，留针15~20分钟，每天或隔天1次。

三个点位应同时针刺。

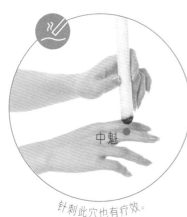

中魁

取中魁，点燃艾条，对准中魁进行熏灸，每日1次，灸治10~15分钟，左右手可以交替进行。

针刺此穴也有疗效。

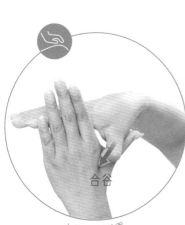

合谷

取合谷，用拇指指尖点压，每次2~3分钟，每天可重复2~3次。

力量由轻到重。

日常呵护指南

烟酒会对胃黏膜造成刺激，加重消化性溃疡的症状，患者应戒烟戒酒。宜选择清淡、易消化的食物，如面条、稀饭等。避免摄入过冷、过热或刺激性强的食物，如浓茶、咖啡等。定时定量进食，避免过饱，遵循少食多餐的原则。

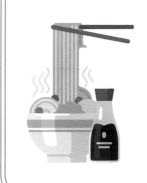

急性胃肠炎

　　急性胃肠炎是指各种原因引起的胃肠黏膜急性炎症，以腹痛、腹泻、呕吐为主要症状，通常因进食不洁、生冷或刺激性食物而诱发，病因包括细菌、病毒、寄生虫感染等，多发生于夏秋季节。

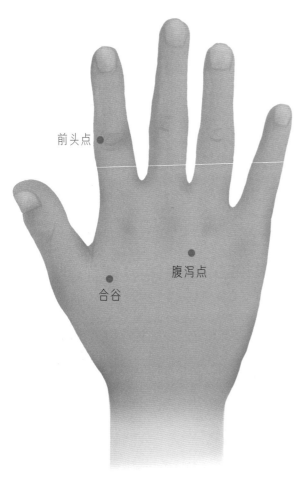

前头点
合谷
腹泻点

刺激穴位

腹泻点
前头点
合谷

刺激方法

针刺　　艾灸　　按摩

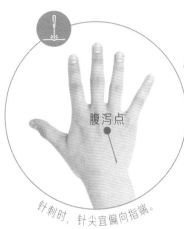

腹泻点

取腹泻点，直刺 0.3~0.5 寸，
进针后，顺时针方向捻动
针柄，留针 15~20 分钟。

针刺时，针尖宜偏向指端。

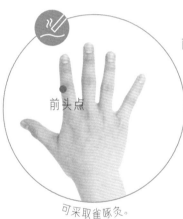

前头点

取前头点，用艾条熏灸，双
手穴位各熏灸 20 分钟，每
天 1 次。

可采取雀啄灸。

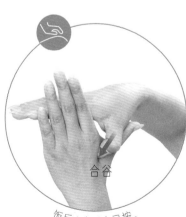

合谷

取合谷，用拇指指尖点压，
力量由轻到重，每次 2~3 分
钟，每天可重复 2~3 次。

饭后 1 小时内忌按。

日常呵护指南

刺激性食物可能会刺
激胃肠道，导致急性
胃肠炎的发生，应尽
量避免食用。适度的
运动可以促进胃肠道
的蠕动，有助于消化
和排便，利于维持胃
肠道的健康。胃是情
绪器官，应尽量保持
心情舒畅，避免焦虑
等不良情绪的刺激。

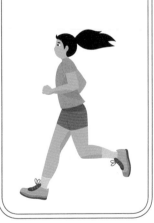

急性咽喉炎

　　急性咽喉炎是一种常见的急性上呼吸道感染性疾病，主要表现为咽喉痛、声音嘶哑、咳嗽、咳痰等症状，严重者可出现全身不适。细菌、病毒感染是较为常见的病因，粉尘、烟雾、有害气体或过敏原的刺激等也会引起急性咽喉炎。

穴位配伍，效果更好

廉泉

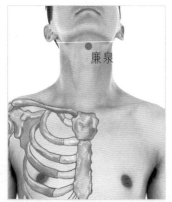

每次按揉 2 分钟即可。

人迎

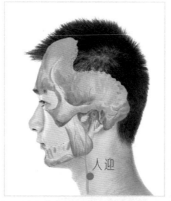

坚持按揉可以改善气喘。

天突

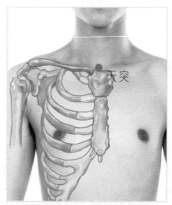

按揉时不宜过度用力。

　　廉泉在喉结上方，舌骨上缘凹陷中。轻轻按揉此穴，以有酸胀感为佳。按揉廉泉有助于减轻咽喉部肿胀和疼痛的症状，促进病情快速恢复。

　　人迎在喉结两侧旁开 2 横指处。用食指与拇指同时按揉两侧人迎，力度应适中，以有酸胀感为宜。按揉人迎可以缓解咽喉肿痛、咳嗽、咳痰等症状。

　　天突在胸骨上窝的凹陷处。用中指指端按揉此穴，手法要轻柔。按揉天突可以避免病情加重。

手穴刺激方法

针刺

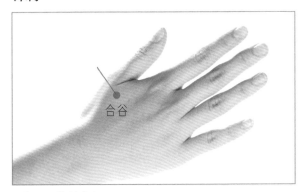

取合谷，直刺0.5~0.8寸，泻法，留针15~20分钟。

孕妇不可针刺此穴。

点刺放血

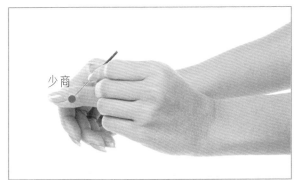

取少商，直刺0.1寸，泻法，留针15~20分钟，等到患者疼痛减轻或消失时，可将针取出，用拇指和食指轻轻挤出3~5滴血，并用消毒棉球擦拭。

刺入深度不宜过深。

艾灸

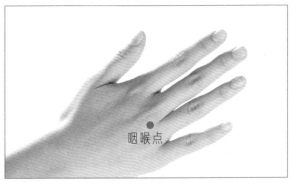

取咽喉点，用艾条熏灸，需在距离穴位皮肤1寸左右的位置点啄熏灸，每次15~20分钟，每天1~2次。

熏灸时，注意距离，以免烫伤。

晕厥

晕厥是由大脑一时性缺血、缺氧或低血糖等因素引起的短暂的意识丧失，表现为突然发生的肌肉无力、肌张力丧失，患者无法维持直立姿势。在中医里属于"厥证"，机理为气机突然逆乱，气血运行失常。

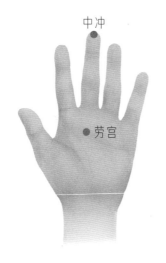

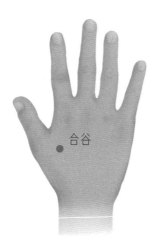

刺激穴位

中冲

劳宫

合谷

刺激方法

针刺　　点刺放血　　按摩

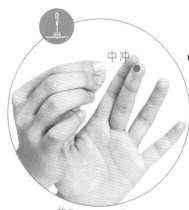

中冲

取中冲，直刺 0.1~0.2 寸，提插捻转，不留针，同时针刺人中，可使患者恢复意识。

也可用指甲掐按。

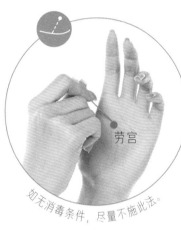

劳宫

取劳宫，用三棱针或粗毫针，快速浅刺穴位，用拇指和食指轻轻挤出 3~5 滴血，并用消毒棉球擦拭。

如无消毒条件，尽量不施此法。

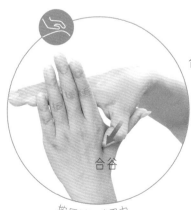

合谷

取合谷，拇指放在穴位上，用力按压合谷，一压一放，直至患者神志清醒。

按压时可稍用力。

日常呵护指南

日常生活中应规律作息，保证充足的睡眠和休息，避免熬夜和疲劳过度。适量运动，增强身体素质，提高抵抗力。学会调节情绪，保持心情愉悦，避免情绪过度波动。在高温环境下要注意及时补水，避免脱水。

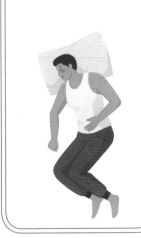

汗证

汗证，在中医里指的是不正常出汗的症状，包括自汗和盗汗等。自汗是指白天出汗比正常情况下多；盗汗则是指睡着以后出汗，醒后汗止。临床上汗证既可单独出现，也可作为症状伴见于其他疾病的病程中，如甲状腺功能亢进、风湿病、糖尿病等疾病。

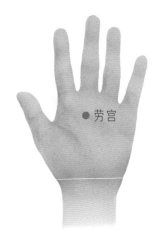

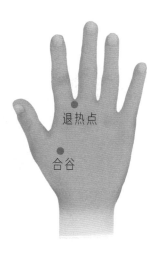

刺激穴位

退热点
劳宫
合谷

刺激方法

针刺　　按摩　　艾灸

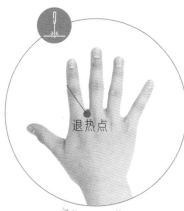

退热点

取退热点，直刺，不可过深，根据自汗、盗汗不同情况采取补、泻不同手法。

注意刺激强度。

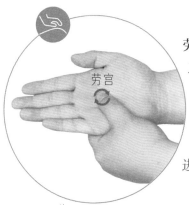

劳宫

取劳宫，用拇指指腹进行按揉，力度宜适中，避免用力过猛造成手部不适，每次按揉5~10分钟，每天可进行2~3次。

也可艾灸此穴。

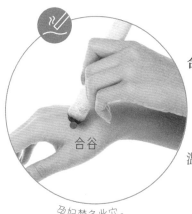

合谷

取合谷，点燃艾条，对准合谷进行熏灸，距离保持在1.5~3厘米之间，以局部有温热感、皮肤稍呈红晕为度。

孕妇禁灸此穴。

日常呵护指南

注意个人卫生，勤洗澡，多泡脚，勤换洗衣物和鞋子，特别是在炎热的夏季，更要注重清洁。应穿着吸汗性强、透气性好的衣物，可以让汗液快速蒸发，减少潮湿对皮肤造成的不适感。同时，要避免穿着紧身衣物，以防汗液分泌加剧。

外科病症

很多外科病症疗程较长，通常与气血不畅、经络受阻有关。通过刺激手部的相关穴位，可以疏通经络，调和气血，有助于疾病的康复。

肩周炎

肩周炎是肩关节周围炎的简称，指肩关节及其周围软组织退行性改变所引起的肩关节周围软组织的炎症反应。肩周炎是常见病、多发病，主要症状为肩部放射性疼痛。

穴位配伍，效果更好

臂臑	肩髃	手三里

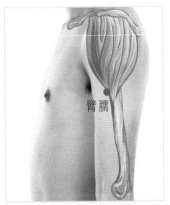

自上向下揉捏或以手掌摩擦。

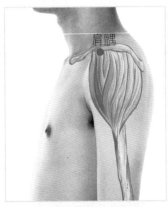

双手拇指同时旋按两侧穴位，视情况调整力度。

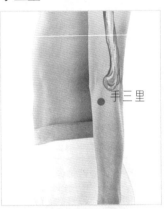

保持一定的力度以穴位为中心进行旋转按揉。

臂臑在臂部，曲池上7寸，三角肌前缘处。刺激臂臑有助于改善肩部、手臂的血液循环，缓解肌肉紧张和疼痛，进而减轻肩周炎的症状。

肩髃在三角肌区，肩峰外侧缘前端与肱骨大结节两骨间凹陷处。肩髃具有祛风湿、通经络、利关节的作用。刺激肩髃能够缓解肩臂痛、手臂痉挛等症状。

手三里在前臂，肘横纹下2寸，阳溪与曲池连线上。刺激手三里可以促进手阳明大肠经的气血流通，改善肩部的血液供应，减轻肌肉疼痛。

手穴刺激方法

针刺

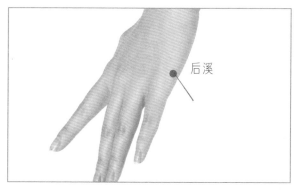

取后溪，直刺 0.5~0.8 寸，针尖略向上斜刺，使针感向肩部发散。

此穴不宜重刺激。

针刺

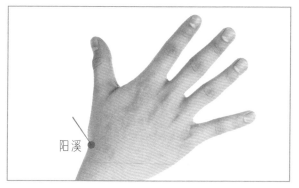

取阳溪，直刺 0.3~0.5 寸，可以采用提插捻转等手法，以加强针感。

孕妇不宜针刺此穴。

按摩

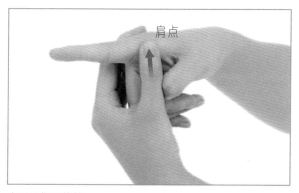

取肩点，用拇指外侧缘或指腹在穴位处按压，患者宜同时活动上肢和肩部。

也可用指甲掐按。

腱鞘炎

　　肌腱长期过度摩擦，可能导致肌腱和腱鞘出现损伤性炎症，引起肿胀，称为腱鞘炎。此病症的病因是肌肉过度活动、滑膜炎症、纤维素渗出等，症状表现为腕侧红肿、发热、压痛，关节肿胀，活动受限等。

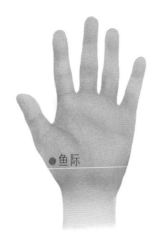

●鱼际

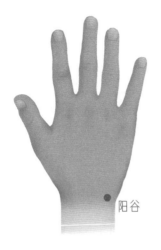

●阳谷

刺激穴位

鱼际

阳谷

发作部位

刺激方法

针刺　　按摩　　艾灸

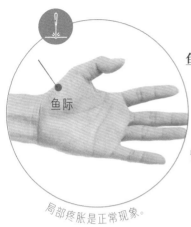

鱼际

取鱼际，直刺 0.3~0.5 寸，得气后，捻转提插 1~2 分钟，至患者疼痛减轻或消失，留针 15~20 分钟。

局部疼胀是正常现象。

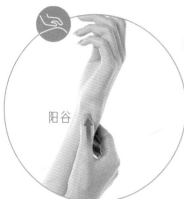

阳谷

取阳谷，用拇指按压患肢侧阳谷，并伸屈手腕 1~2 分钟，可加按鱼际 1~2 分钟。

也可用指甲掐按。

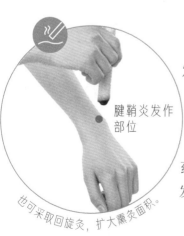

发作部位

取腱鞘炎发作部位，点燃艾条熏灸，也可以选择用艾炷施以隔姜灸、隔盐灸或隔药物灸，以穴位处皮肤微微发红，不感到灼痛为度。

也可采取回旋灸，扩大熏灸面积。

日常呵护指南

避免手部长时间保持同一姿势或者重复同一动作，在长时间打字、使用手机、握持鼠标后，应适当休息手部，做一些手部的放松运动。另外，适当的手部锻炼可以增强手部肌肉的力量，提高腕关节的灵活性，预防腱鞘炎的发生。

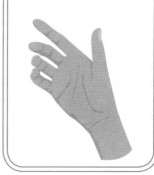

鼠标手

　　鼠标手，又叫"腕管综合征"，多为重复性压力伤害所致。长时间操作鼠标、键盘，手腕总是背屈一定角度，使腕部的正中神经、血管长时间处于压迫状态，进而导致食指、中指等部位出现僵硬、疼痛等不适症状。

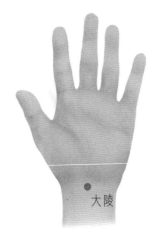

大陵

刺激穴位

阳溪	大陵
合谷	腕骨

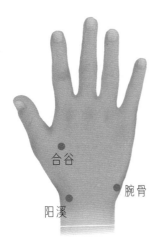

合谷

腕骨

阳溪

刺激方法

针刺　　按摩　　艾灸

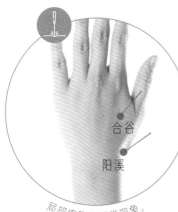

局部疼胀是正常现象。

阳溪、合谷

取阳溪、合谷，对阳溪用中强刺激、泻法；对合谷用平补平泻法，均直刺 0.3~0.5 寸，留针 15~30 分钟。

日常呵护指南

长时间使用鼠标后，应注意适当放松手腕，避免劳损。工作时应保持良好的坐姿，避免长时间保持同一姿势。寒冷刺激可能会加重症状，因此应注意腕部的保暖，避免受凉。在冬季，可以佩戴护腕来保暖。

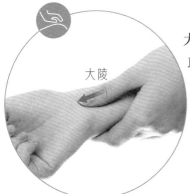

力度由轻到重。

大陵

取大陵，用拇指指端点按，点按后可轻轻搓揉局部皮肤 1~2 分钟，每天可反复点按多次。

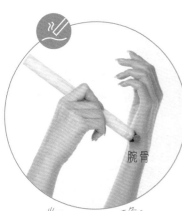

此穴也可采取雀啄灸。

腕骨

取腕骨，点燃艾条，熏灸患肢侧穴位，每次 20 分钟，至穴位处皮肤微微发红，以不感到灼痛为度。

急性腰扭伤

急性腰扭伤是常见的腰部疼痛性疾病，通常由于搬提重物、突然扭转腰部等引起。主要表现为腰背部剧烈疼痛、活动困难，以及不同程度的功能障碍。其特点为起病突然，一般有外伤史，在久坐久卧后，起身活动时症状会加重。

穴位配伍，效果更好

肾俞

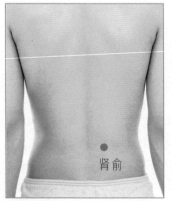

掌心按在穴位上，按摩至局部发热即可。

肾俞在脊柱区，第2腰椎棘突下，后正中线旁开1.5寸。按摩肾俞可以帮助缓解腰痛，促进腰部的血液循环，起到消肿止痛的作用。

委中

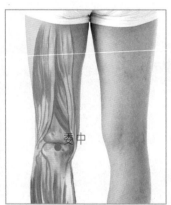

拍打力度不可过重。

委中在膝后区，腘横纹中点。拍打委中并同时转动腰部，有助于疏通经络，化瘀止痛。

人中

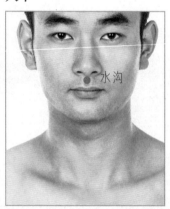

刺入深度不宜过深。

水沟位于人中沟的上1/3与中1/3交点处。针刺此穴可缓解腰部疼痛，但针刺时可能会较痛，所以患者应取仰卧位，以免反应过大，加重腰部疼痛。

手穴刺激方法

针刺

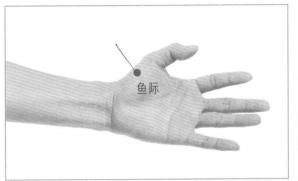

取鱼际、后溪,直刺 0.3~0.5 寸,得气后留针 15~20 分钟,每隔 5 分钟捻转行针 1 次。

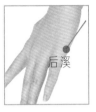

出现酸胀、刺痛感是正常现象。

此穴不宜重刺激。

艾灸

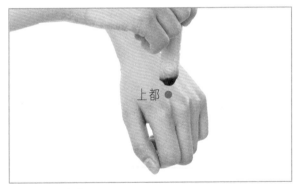

取上都,用艾条熏灸,双手穴位各熏灸 20 分钟,也可用艾炷直接灸 3~5 壮,以不感到灼痛为度。

雀啄灸、悬灸均可。

按摩

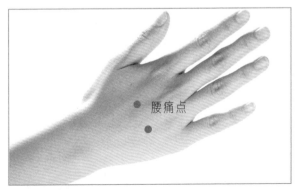

取腰痛点,用拇指、食指指腹点按、叩击,刺激时间宜长,力度由轻到重,与此同时,患者可站立,轻微转腰。

可用指甲轻轻拍按。

腕关节劳损

腕关节劳损常见于手部活动频繁的人群，主要是由反复进行腕关节的屈伸动作所致，另外，外伤、类风湿性关节炎等因素也是腕关节劳损的诱因。主要表现为腕关节经常性疼痛，用腕稍多就疼痛加剧，严重时表现为腕关节持续疼痛，甚至腕部肿胀、活动受限。

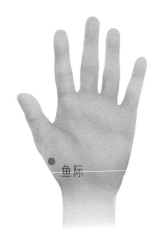

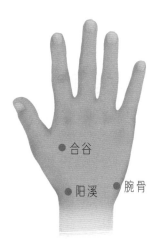

刺激穴位

鱼际　　腕骨
合谷　　阳溪

刺激方法

针刺　　按摩　　艾灸

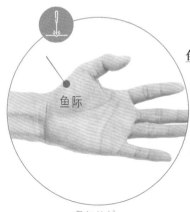

鱼际

取鱼际，直刺 0.3~0.5 寸，得气后，提插捻转 1~2 分钟，至患者疼痛减轻或消失，留针 15~20 分钟。

孕妇慎刺。

日常呵护指南

在需要长时间使用手腕的情况下，可以考虑使用一些护腕用品，如护腕鼠标垫、护腕带等，以减轻手腕的压力。日常可进行适当的手腕锻炼，如伸腕运动、外展运动等，以保持手腕的健康，从而降低手腕劳损的风险。

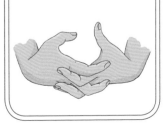

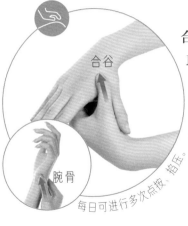

合谷、腕骨

取合谷、腕骨，用拇指指腹点按合谷；用拇指指尖掐压腕骨，两侧穴位各 1~3 分钟，同时活动腕部。

每日可进行多次点按、掐压。

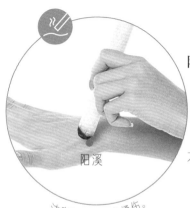

阳溪

取阳溪，点燃艾条，熏灸患肢侧穴位，每次 20 分钟，至穴位处皮肤微微发红，以不感到灼痛为度。

注意距离，避免烫伤。

落枕

　　落枕是颈项部常见疾病，又称"失枕""颈部失筋"。多为睡觉姿势不正确或枕头高度不合适，颈项部肌肉长时间处于紧张状态，导致颈项部肌肉痉挛、活动受限。如有颈椎病等颈肩部病症，稍感风寒或睡姿不良，就可能引发本病，甚至可能反复发作。

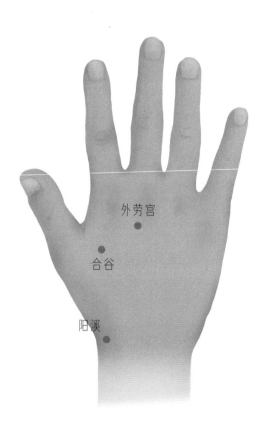

外劳宫

合谷

阳溪

刺激穴位

合谷

阳溪

外劳宫

刺激方法

艾灸

按摩

针刺

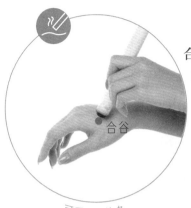

合谷

取合谷，用艾条灸 5~15 分钟，或用艾炷灸 3~5 壮。

可采取回旋灸。

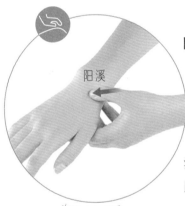

阳溪

取阳溪，以拇指指尖掐压穴位，两手交替进行，以有明显酸、麻、胀感为度，掐压过程中，患者可缓慢活动颈部，能灵活转动时，即可停止掐压。

力度由轻到重。

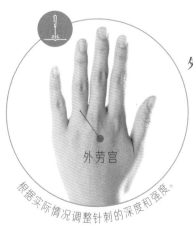

外劳宫

取外劳宫，直刺 0.5~0.8 寸，得气后行捻转提插泻法，患者可同时前后左右活动颈部。

根据实际情况调整针刺的深度和强度。

日常呵护指南

睡觉时应该保持颈部的姿势自然，避免过度扭转或弯曲，尽量避免趴着睡。睡觉时要注意颈部的保暖，避免颈部受凉。如果需要长时间坐在电脑前工作，应该调整好电脑屏幕的高度和角度，使颈部保持自然姿势，避免长时间低头或仰头。

五官科病症

通过刺激特定的手穴，可以有效地缓解五官科病症。以常见的五官科病症为例，如目赤肿痛、耳聋等，都能通过手穴疗法加以干预。

鼻衄

鼻衄即鼻出血，是临床常见的症状之一。可由鼻部疾病引起，也可由全身疾病所致。鼻出血多为单侧，少数情况下会出现双侧鼻出血。出血量多少不一，轻者仅为涕中带血，重者可引起失血性休克，反复鼻出血会导致贫血。

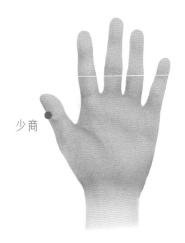

少商

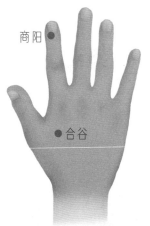

商阳

合谷

刺激穴位

少商
合谷
商阳

刺激方法

针刺　　点刺放血　　按摩

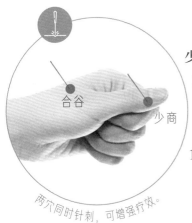

两穴同时针刺，可增强疗效。

少商、合谷

取少商、合谷，直刺少商 0.1 寸，泻法，不留针；直刺合谷 0.5~0.8 寸，得气后，留针 15~20 分钟。

日常呵护指南

室内湿度保持在 60% 左右，可以避免鼻腔过于干燥。避免用力擦鼻涕或经常挖鼻孔，这些行为可能导致鼻腔疼痛或流血。在气候寒冷的季节，外出时可佩戴口罩，以防止冷空气直接刺激鼻腔。

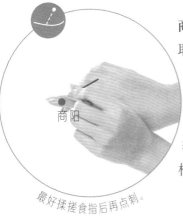

最好揉搓食指后再点刺。

商阳

取商阳，先从上臂内侧向穴位推按，充血后，用三棱针或粗毫针，刺入 0.1 寸，迅速出针，用拇指和食指轻轻挤出 3~5 滴血，用消毒棉球擦拭。

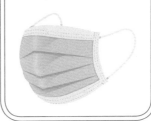

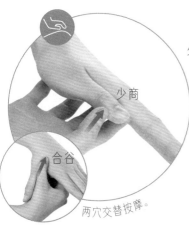

两穴交替按摩。

少商、合谷

取少商、合谷，少商用切压法，切压 10 分钟左右即可；合谷用捏法，捏 1 分钟松半分钟。

鼻炎

　　鼻炎是鼻腔黏膜炎症，分为急性鼻炎和慢性鼻炎。急性鼻炎大多因受凉后身体抵抗力减弱，病毒和细菌相继侵入引起，或为某些以呼吸道症状为主的急性传染病的鼻部表现。急性鼻炎屡发可能会转为慢性鼻炎，粉尘刺激或温度、湿度的急剧变化均可引发此病。

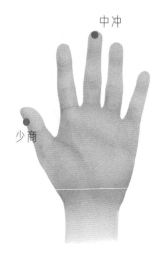

中冲

少商

刺激穴位

合谷

中冲

少商

刺激方法

针刺　　按摩　　点刺放血

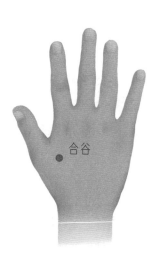

合谷

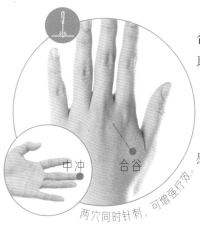

合谷、中冲

取合谷、中冲,直刺合谷 0.5~1 寸, 得气后, 留针 15~20 分钟; 取 1 寸毫针, 针尖对准中冲, 向上斜刺 0.1 寸, 针感以局部疼痛为主。

两穴同时针刺, 可增强疗效。

合谷

取合谷, 用拇指指尖点按 3~5 分钟, 点按后可轻轻搓揉局部皮肤 1~2 分钟。

力度由轻到重。

日常呵护指南

日常应保持室内通风, 定期清洁房间, 避免尘螨和细菌滋生。了解自己的过敏原, 并尽量避免接触。按摩鼻翼两侧的迎香, 每天 3~4 次, 每次 3~5 分钟, 有助于缓解鼻炎症状。

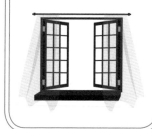

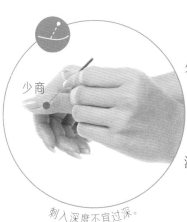

少商

取少商, 用三棱针或粗毫针, 刺入穴位并迅速出针, 用拇指和食指轻轻挤出 3~5 滴血, 并用消毒棉球擦拭。

刺入深度不宜过深。

耳痛

耳痛可分为耳源性耳痛、反射性耳痛及神经性耳痛，均为耳部本身病变所引起的耳痛。耳痛的严重程度与病变的严重性不一定一致，轻度的耳痛也可能是某些严重疾病的信号，必要时请及时就医。

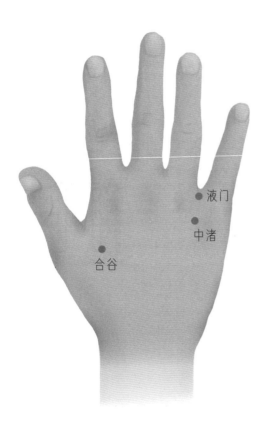

刺激穴位

中渚

合谷

液门

刺激方法

针刺　　按摩　　艾灸

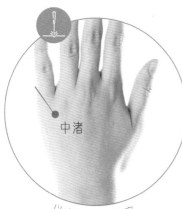

中渚

取中渚，直刺 0.3~0.5 寸，进针后捻转得气，留针 15~20 分钟。

以感到酸胀感为宜。

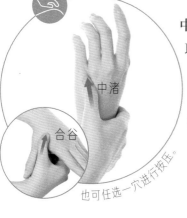

中渚、合谷

取中渚、合谷，用拇指指腹持续按压 2~3 分钟，以感到酸胀为宜，可重复进行，直到耳痛缓解。

也可任选一穴进行按压。

日常呵护指南

耳痛发作时，使用温度适中的水袋或毛巾敷在疼痛的耳朵上，每次持续 10~15 分钟，可以有效缓解疼痛。保持耳朵干燥和清洁，避免使用尖锐物品清理耳朵。用温盐水清洗外耳道，有助于缓解耳朵疼痛和预防感染。

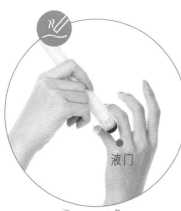

液门

取液门，点燃艾条，对准穴位，每次灸 5~10 分钟，需保持一定距离，以不感到灼痛为度。

可采取回旋灸。

牙痛

　　牙痛是指牙齿、牙龈及其他口腔结构因损伤、感染、炎症，或其他刺激所引起的疼痛感，是口腔疾患中常见的症状之一，可见于西医学的龋齿、牙髓炎和牙本质过敏等。遇冷、热、酸等刺激时牙齿疼痛发作或加重，属中医的"牙宣""骨槽风"范畴。

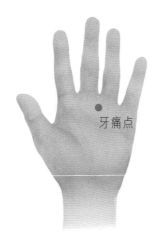

牙痛点

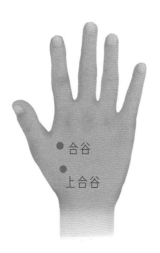

合谷

上合谷

刺激穴位

上合谷

合谷

牙痛点

刺激方法

针刺　　艾灸　　按摩

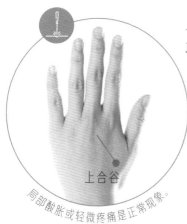

局部酸胀或轻微疼痛是正常现象。

上合谷

取上合谷，直刺 0.3~0.5 寸，捻转提插，持续行针至患者疼痛减轻或消失。

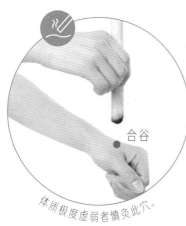

体质极度虚弱者慎灸此穴。

合谷

取合谷，将艾条置于穴位之上，灸 10~15 分钟，以不感到灼痛为度。

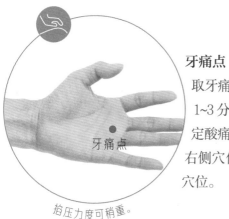

掐压力度可稍重。

牙痛点

取牙痛点，用拇指指尖掐压 1~3 分钟，使得患者产生一定酸痛感，注意左侧牙痛取右侧穴位，右侧牙痛取左侧穴位。

日常呵护指南

每天刷牙 2~3 次，勤漱口，保持口腔清洁，避免细菌滋生。刷牙时，建议使用软毛牙刷，以温和的方式刷牙，避免过度刺激牙齿和牙龈。还应定期进行口腔检查，及时发现并治疗口腔问题，如蛀牙、牙龈炎等，避免病情恶化。

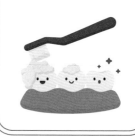

麦粒肿

麦粒肿又称"针眼""睑腺炎"，是睫毛毛囊附近的皮脂腺或睑板腺的急性化脓性炎症。一般表现为眼睑局部红肿、疼痛，出现硬结，触之即痛，病症经过发展，会出现黄色脓点，排脓后可逐渐自愈。

穴位配伍，效果更好

太阳

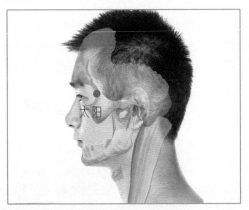

按摩时可闭目养神。

太阳在头部，眉梢与目外眦之间，向后约1横指的凹陷中。按摩太阳可以疏通经络，活血化瘀，有助于病情的恢复。

肩井

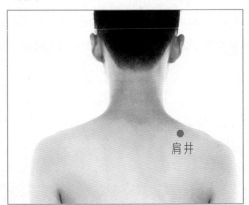

两侧穴位同时按揉，应保持一定力度。

肩井在肩胛区，第7颈椎棘突与肩峰最外侧点连线的中点。按摩肩井可以刺激周身气血运行，缓解眼部炎症。

手穴刺激方法

针刺

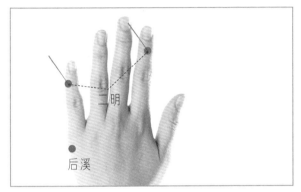

针刺以二明为主，后溪为辅。

取二明，斜刺，针感局部或手指麻木，不留针，每天1次，一周为1个疗程。

取后溪，直刺0.5~0.8寸，可行提插捻转手法，留针15~20分钟。

艾灸

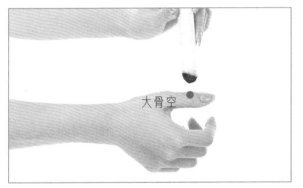

可采取回旋灸。

取大骨空，点燃艾条灸10~15分钟，以不感到灼痛为度。

按摩

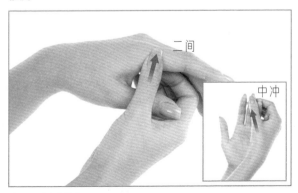

也可用指甲掐压。

取二间、中冲，用拇指指尖持续按压2~3分钟，每天可重复按压。

妇科病症

手部穴位按摩，可以调和气血、平衡阴阳，有效改善妇科症状。

痛经

女性在行经前或行经期间，小腹及腰部疼痛，甚至剧痛难忍，伴有面色苍白、头面冷汗淋漓、手足厥冷、恶心呕吐等，并随着月经周期发作，称为"痛经"。

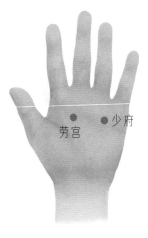
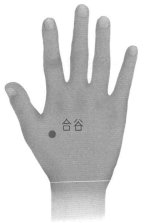

刺激穴位

少府
合谷
劳宫

刺激方法

针刺　　艾灸　　按摩

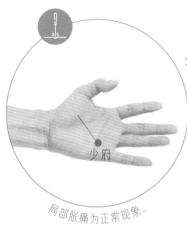

局部胀痛为正常现象。

少府

取少府，直刺少府 0.3~0.5 寸，每天 1 次。

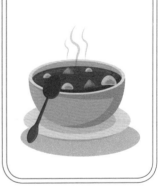

日常呵护指南

在经期应尽量避免吃油腻、辛辣、生冷的食物，这些食物都可能加重痛经的症状。要注意腹部的保暖，避免让身体受寒。可以用热水泡脚，或者喝一碗热汤，有助于缓解痛经。

合谷

取合谷，点燃艾条熏灸 20 分钟，以局部皮肤微红为宜。

如无条件，也可按揉。

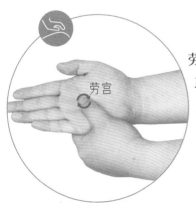

每天可多次按揉。

劳宫

取劳宫，拇指指腹置于穴位之上，持续按揉 2~3 分钟。

乳腺炎

  乳腺炎是指乳腺的化脓性感染，可以分为哺乳期乳腺炎和非哺乳期乳腺炎两种类型。哺乳期乳腺炎常见于初产妇产后的1~2个月内，表现为乳房红肿、疼痛及其他全身反应，进一步发展可能形成乳房脓肿。非哺乳期乳腺炎则多为慢性疾病，表现为乳房肿块、疼痛等。

刺激穴位

前谷
少泽

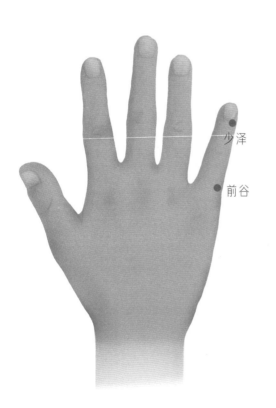

刺激方法

针刺 点刺放血 按摩

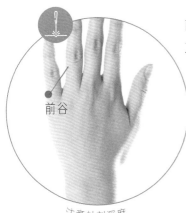

注意针刺深度。

前谷

取前谷，直刺 0.2~0.4 寸，得气后捻转 1 分钟，行针 10~20 分钟。

日常呵护指南

使用热水袋或热毛巾敷在乳房上，有助于促进血液循环，减轻乳房疼痛和肿胀，注意避免温度过高，以免烫伤皮肤。在热敷后，可以轻轻按摩乳房，帮助乳汁排出，但要注意避免过度用力，以免加重症状。

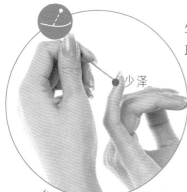

搓揉小指后，再点刺放血。

少泽

取少泽，用三棱针快速刺入穴位 0.1 寸，出针后，轻轻挤出 3~5 滴血，并用消毒棉球擦拭。

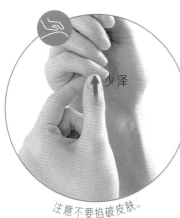

注意不要掐破皮肤。

少泽

取少泽，用拇指指尖掐按穴位，掐按的力度以局部出现酸胀感为宜，每次掐按 2~3 分钟，左右手交替进行，早晚各一次。

产后乳少

　　产后乳少指的是产妇在哺乳期内，乳汁分泌不足，不能满足婴儿的需求。这种情况可能由多种因素导致，如产妇的身体状况不佳、营养摄入不足、情绪波动等。中医学称之为"缺乳""乳汁不行"，认为其病因为气血虚弱或肝郁气滞。

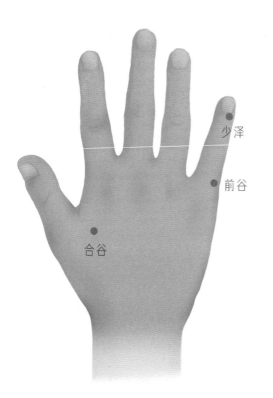

刺激穴位

合谷
前谷
少泽

刺激方法

针刺　　按摩　　艾灸

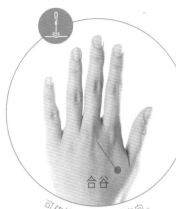

合谷

取合谷，直刺 0.5~0.8 寸，使局部产生酸胀、麻木的感觉。得气后，留针 15~20 分钟。

可依情况选择透刺方向。

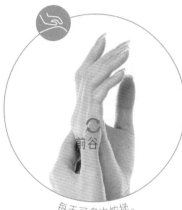

前谷

取前谷，用拇指指尖或指腹轻轻按在穴位上，进行适度地按揉。按揉的力度要适中，每次按揉 3~5 分钟。

每天可多次按揉。

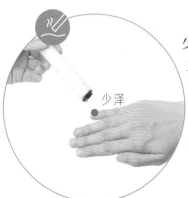

少泽

取少泽，点燃艾条，对准穴位，每次灸 5~10 分钟，需保持一定距离，以不感到灼痛为度。

保持距离，避免烫伤。

日常呵护指南

情绪状态对乳汁分泌会产生一定影响，应尽量保持心情愉快，避免焦虑、抑郁等不良情绪。可以通过运动、听音乐、阅读等方式来放松心情，缓解压力。在哺乳前，可以用湿热毛巾覆盖在乳房上，从乳房外围向乳头方向轻轻按摩，帮助疏通乳腺管，促进乳汁分泌。

儿科病症

儿童的器官尚未发育完全，其身体较为娇弱，抵抗力差，自我防护意识弱，很容易生病。对于常见的儿科病症，可以通过刺激手穴的方法加以缓解、治疗。

百日咳

百日咳是由百日咳杆菌引起的一种具有高度传染性的急性呼吸道疾病。这种细菌主要影响儿童的呼吸道，导致阵发性、痉挛性的咳嗽，咳嗽的尾声伴有鸡鸣样的吸气声。病程可能持续2~3个月，因此得名"百日咳"。

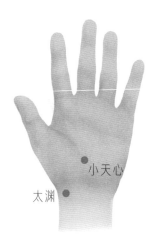
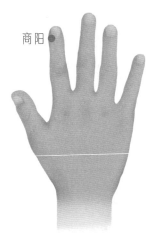

刺激穴位

太渊
商阳
小天心

刺激方法

针刺　　点刺放血　　按摩

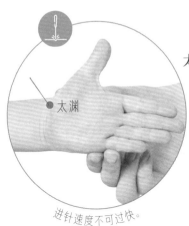

进针速度不可过快。

太渊

取太渊，避开桡动脉，直刺 0.2~0.3寸，留针5~10分钟。

日常呵护指南

保持室内空气流通，尽量远离烟尘等刺激性物质，保持室内安静、舒适，有利于患儿休息和康复。良好的睡眠有助于身体恢复，因此要保证患儿有足够的睡眠时间。避免到人多的场所或接触其他呼吸道感染患者，降低感染的风险。

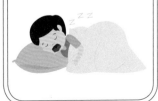

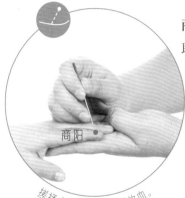

搓揉食指后，再点刺放血。

商阳

取商阳，用三棱针快速点刺出血，用拇指和食指轻轻挤出 3~5 滴血，并用消毒棉球擦拭。

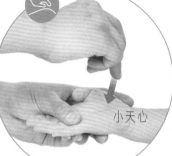

力度不宜过重。

小天心

取小天心，掐揉小天心 30 次左右，并用食指或中指的指端轻捣小天心，双手各 1~2 分钟。

小儿肺炎

　　小儿肺炎是一种小儿常见的呼吸道疾病，四季均可能发生，3岁以内的婴幼儿在冬、春季节患肺炎较多。它是由不同病原体或其他因素所引起的肺部炎症，主要临床表现为发热、咳嗽、气促、呼吸困难和肺部固定性中、细湿啰音。

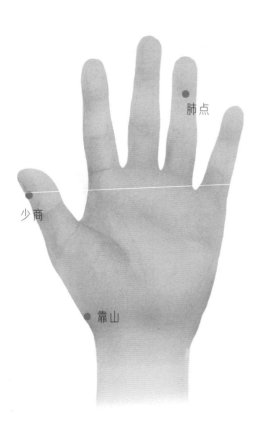

刺激穴位

肺点

少商

靠山

刺激方法

针刺　　按摩　　艾灸

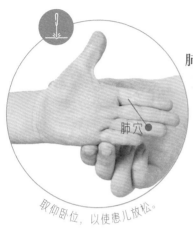

肺穴

取仰卧位，以使患儿放松。

肺点

取肺点，毫针直刺 0.1 寸，每天 1 次，3 天为 1 个疗程。

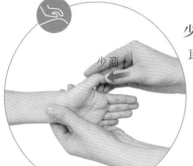

少商

每天可重复点压。

少商

取少商，用拇指指尖轻轻点压，持续 2~3 分钟，咳嗽较重时，可加按肺点。

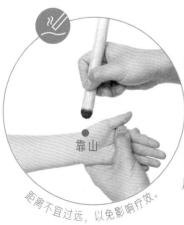

靠山

距离不宜过远，以免影响疗效。

靠山

取靠山，将艾条点燃后，对准穴位进行熏灸，每次 5 分钟左右，视患儿情况施灸，距离应稍远，避免灼伤患儿皮肤。

日常呵护指南

肺炎患儿的饮食应以清淡、易消化、富含营养为主，可以多吃新鲜蔬菜、水果，补充维生素和矿物质。肺炎患儿需要多喝水，以保持身体的水分平衡，并有助于稀释痰液，从而促进排痰。

小儿腹泻

　　小儿腹泻是一组由多病原、多因素引起的以大便次数增多和大便性状改变为特点的消化道疾病，多发于6个月至2岁的婴幼儿。它不仅是我国国家卫生健康委员会重点防治的"小儿四病"之一，而且是造成小儿营养不良、生长发育障碍的主要原因之一。

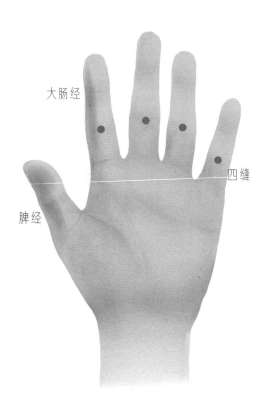

刺激穴位

四缝

大肠经

脾经

刺激方法

点刺放血

按摩

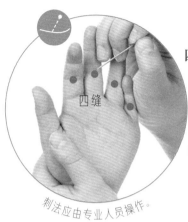

四缝

取四缝，使用三棱针或采血针快速点刺，挤出黄白色的黏液或鲜血 3~5 滴，并用消毒棉球擦拭。

刺法应由专业人员操作。

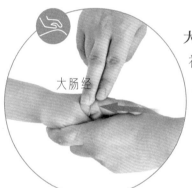

大肠经

补大肠经，用手指指腹在大肠经处，由指尖向指根直推 200 次。

力度宜轻柔。

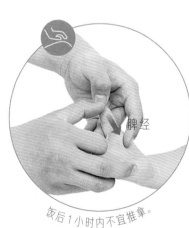

脾经

补脾经，用拇指指腹在小儿拇指桡侧，从指尖向指根直推 200 次。

饭后 1 小时内不宜推拿。

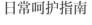

日常呵护指南

腹泻期间，患儿的肠胃功能较弱，家长应给患儿提供清淡、易消化的食物。同时，要注意适量补充水分和盐分，以维持水和电解质平衡。避免进食生冷、油腻、辛辣食物，以免加重腹泻症状。

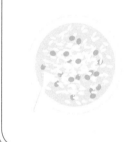

小儿厌食症

　　小儿厌食症是指儿童在较长一段时间内出现的以食欲减退或食欲缺乏为主的症状。小儿厌食症又称"消化功能紊乱"，主要表现有呕吐、食欲不振、腹泻、便秘、腹胀、腹痛等。

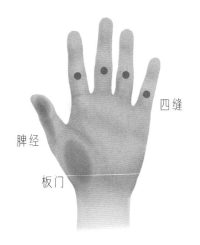

刺激穴位

四缝	板门
脾经	合谷

刺激方法

点刺放血　　　按摩　　　艾灸

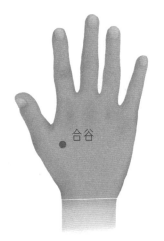

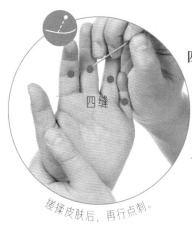

搓揉皮肤后，再行点刺。

四缝

取四缝，毫针直刺穴位，刺破皮肤后挤出少许液体，并用消毒棉球擦拭，几天后可再次点刺放血。

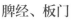
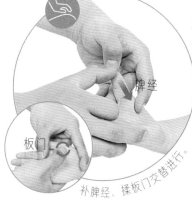

补脾经、揉板门交替进行。

脾经、板门

补脾经、揉板门，以拇指指腹沿患儿拇指桡侧，由指尖向指根推揉200次；按揉板门1~3分钟，每天可多次按揉。

合谷

取合谷，使用艾条，将其点燃后放置在穴位上方进行熏灸，每次5分钟左右，视患儿情况施灸，距离应稍远，避免灼伤患儿皮肤。

可采取雀啄灸。

日常呵护指南

适当进行体育锻炼，可以促进肠胃蠕动，帮助消化，从而在一定程度上增加患儿的食欲。注意规律饮食，定时进餐，保证饮食卫生和营养全面。适当给患儿吃些粗粮，少吃零食，少喝饮料。

小儿遗尿

小儿遗尿，俗称"尿床"，是指 5 岁及以上的儿童在睡眠中不自主地排尿现象。通常发生在夜间熟睡时，也可能发生在白天或入睡后不久。

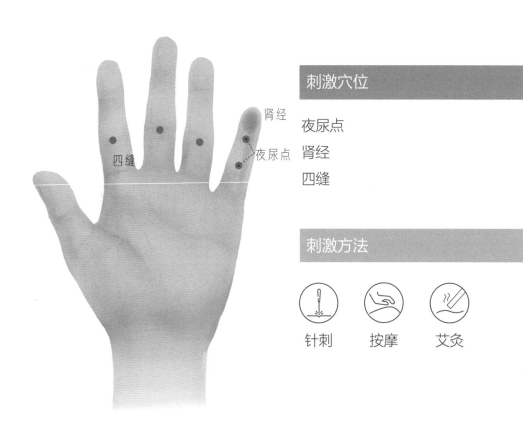

肾经

四缝

夜尿点

刺激穴位

夜尿点

肾经

四缝

刺激方法

针刺　　按摩　　艾灸

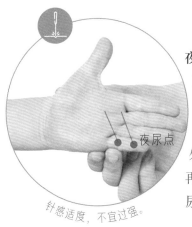

针感适度，不宜过强。

夜尿点

取夜尿点，直刺0.1~0.2寸，轻轻捻转，使患儿产生酸胀感。优先针刺远端指节处的夜尿点，疗效欠佳时再补充针刺近端指节处的夜尿点。

夜尿点

日常呵护指南

饮食宜清淡，不要太咸、太甜，晚饭时少喝汤水。可以进行排尿中断训练，鼓励孩子在每次排尿中间中断排尿，自己从1数到5，然后再把尿排尽，这样能提高括约肌控制排尿的能力。

肾经

补肾经，沿小儿的小指螺纹面由指尖向指根直推200次。

肾经

注意方向，不可做反。

四缝

取四缝，使用艾条，将其点燃后放置在穴位上方进行熏灸，每次5分钟左右，视患儿情况施灸，距离应稍远，避免灼伤患儿皮肤。

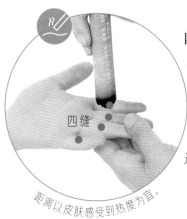

四缝

距离以皮肤感受到热度为宜。

小儿惊厥

小儿惊厥是指脑神经功能紊乱导致的全身或局部肌群呈强直性和阵挛性收缩的病症，常伴有意识障碍。惊厥是小儿常见的急症，尤多见于婴幼儿。惊厥频繁发作或持续时间较长可能会危及生命，或使患儿产生严重的后遗症，影响小儿的智力发育和健康。

穴位配伍，效果更好

水沟

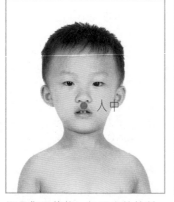

可用指甲掐按，如用毫针针刺，应做好消毒工作。

水沟位于人中沟的上1/3 与中 1/3 交点处。刺激人中有助于醒神开窍，对于小儿惊厥时出现的意识丧失、抽搐等症状有较好的缓解作用。

涌泉

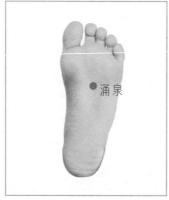

此穴宜用力按压。

涌泉在足底，屈足蜷趾时足心凹陷中。刺激涌泉可以开窍苏厥、清热息风，对于小儿惊厥时的抽搐、高热等症状有一定的缓解作用。

大椎

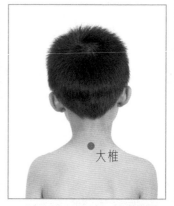

按揉时不可过度用力，以免损伤幼儿颈椎。

大椎在脊柱区，第7颈椎棘突下的凹陷中。按揉大椎可以改善脑部血液循环，缓解脑部缺氧状态。

手穴刺激方法

针刺

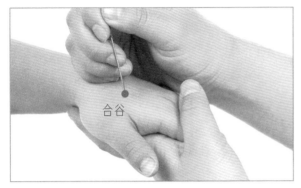

取合谷，毫针直刺，得气后施捻转泻法，留针 5~10 分钟。

留针时间可视幼儿情况而定。

点刺放血

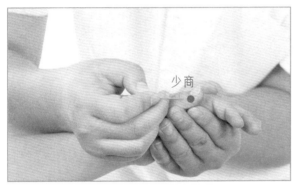

取少商，用三棱针快速点刺，用拇指和食指轻轻挤出 3~5 滴血，并用消毒棉球擦拭。

放血前可适当搓揉幼儿拇指。

按摩

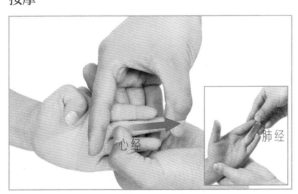

清心经，心经位于中指，自指根向指尖直推约 200 次。

清肺经，肺经位于无名指，自指根向指尖直推约 200 次。

拇指可横向放置，同时推按心经和肺经。

小儿疳积

小儿疳积是一种由于喂养不当或患有某些疾病，而出现脾胃功能受损、气液耗伤过度所形成的慢性病症。其主要表现包括形体消瘦、饮食异常、面黄发枯、精神萎靡或烦躁不安等，且发病无明显季节性，5岁以下小儿多见。

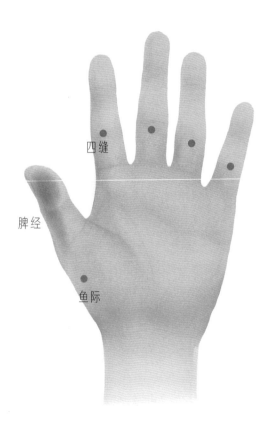

刺激穴位

四缝

脾经

鱼际

刺激方法

点刺放血　　　按摩　　　艾灸

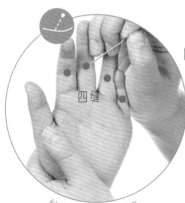

四缝

针感适度，不宜过强。

四缝

取四缝，毫针直刺穴位，刺破皮肤后挤出少许液体，并用消毒棉球擦拭，3~5天后可再次点刺放血。

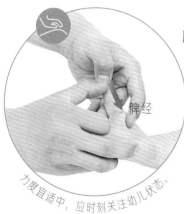

脾经

力度宜适中，应时刻关注幼儿状态。

脾经

补脾经，以拇指指腹沿患儿拇指桡侧，由指尖向指根推揉200次。

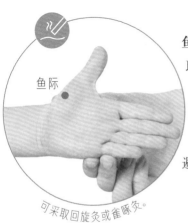

鱼际

可采取回旋灸或雀啄灸。

鱼际

取鱼际，使用艾条，将其点燃后放置在穴位上方进行熏灸，每次5~10分钟，视患儿情况施灸,距离应稍远，避免灼伤患儿皮肤。

日常呵护指南

日常应确保患儿睡眠时间充足，避免熬夜。适当进行户外活动，有助于增强孩子的身体素质和免疫力。家长可以在家自行给孩子做简单的腹部按摩，顺时针方向按摩，每次按摩5~10分钟，有助于促进肠道蠕动和消化。

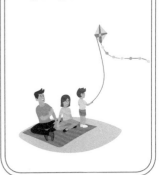

小儿低热

　　儿童正常的腋下体温为 36~37℃，小儿低热是指儿童体温在 37.5~38℃之间，且持续一段时间，往往伴有食欲不振、疲乏或其他表现。这一症状多与幼儿的调节中枢尚不健全有关，因此，小儿低热也被称为"功能型低热"。

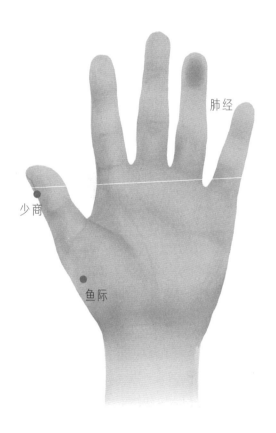

刺激穴位

鱼际

少商

肺经

刺激方法

针刺　点刺放血　　按摩

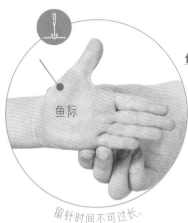

留针时间不可过长。

鱼际

取鱼际,毫针直刺,得气后施捻转泻法,留针5~10分钟。

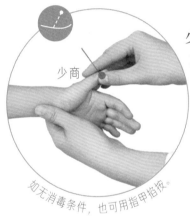

如无消毒条件,也可用指甲掐按。

少商

取少商,用三棱针快速点刺,用拇指和食指轻轻挤出3~5滴血,并用消毒棉球擦拭。

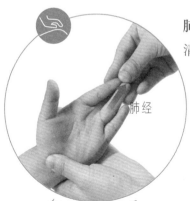

久病体弱可加推脾经。

肺经

清肺经,肺经位于无名指,由指根向指尖方向直推约200次。

日常呵护指南

鼓励患儿多喝水,增加尿量,有助于排出体内热量。可以用温热、柔软的湿毛巾反复擦拭患儿的身体,尤其是血管较丰富的部位,如脖子两侧、腋窝、腹股沟等,通过物理降温的方法帮助患儿降低体温,也可以适当使用退热贴辅助降温。

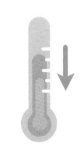

小儿尿频

小儿尿频是指单位时间内排尿次数增多，如每天排尿次数明显增多，通常伴随着单次排尿量的减少，可能伴有尿急等其他不适表现。这是一种由于大脑发育不健全，受精神、心理因素影响较大的泌尿系统功能性疾病。

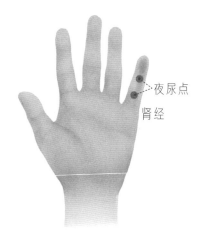

夜尿点
肾经

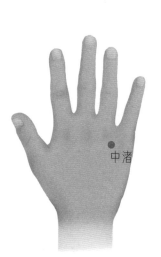

中渚

刺激穴位

夜尿点
中渚
肾经

刺激方法

针刺　艾灸

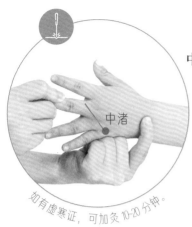

中渚

取中渚，毫针直刺 0.3~0.5 寸，每天或隔天 1 次，视情况加灸。

如有虚寒证，可加灸 10-20 分钟。

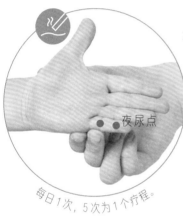

夜尿点

取夜尿点，点燃艾条，对准两个穴位回旋灸 10 分钟左右，或用艾炷隔姜灸，每次 3~5 壮。

每日 1 次，5 次为 1 个疗程。

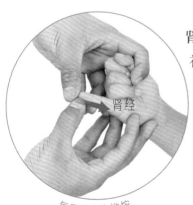

肾经

补肾经，肾经位于小指，由指尖向指根方向直推 200 次。

每日可多次推按。

日常呵护指南

对于心理压力过大导致的尿频，家长要及时安抚患儿的情绪，避免其过度紧张，帮助患儿养成良好的排尿习惯。家长应定期为患儿清洁外阴，保持外阴干燥，避免尿路感染或局部皮肤感染。如尿频症状持续时间较长，家长可尝试使用热水袋热敷患儿腹部，以缓解尿频症状。

小儿夜啼

　　小儿夜啼指的是小儿每到夜间就啼哭吵闹，或间歇发作，或持续不断。中医认为夜啼大多由脾寒、食积、心火盛、惊吓所致。现代医学认为，缺钙也可能导致小儿神经系统兴奋性增高，引发夜惊和夜啼。

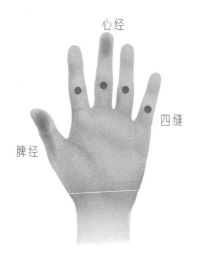

刺激穴位

脾经　　外劳宫

心经　　四缝

刺激方法

按摩　　点刺放血

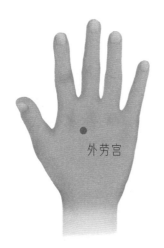

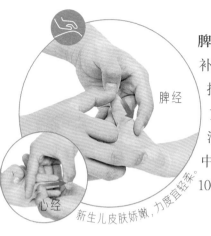

脾经

心经

新生儿皮肤娇嫩，力度宜轻柔。

脾经、心经

补脾经，以手指指腹沿小儿拇指桡侧缘，由指尖向指根方向直推 100 次。

清心经，以手指指腹沿小儿中指掌面自指根向指尖直推 100 次。

外劳宫

按揉前应修剪好指甲，以免损伤患儿皮肤。

外劳宫

取外劳宫，拇指指腹轻轻按揉患儿外劳宫，每次按揉 1~2 分钟，注意力度，不可过重。

日常呵护指南

合理的喂养有助于预防积食和饥饿引起的夜啼，应确保患儿的饮食合理，避免过饥或过饱。家长要关注患儿的情绪变化，及时安抚和陪伴，避免患儿因惊恐、焦虑等情绪问题而引发夜啼。哺乳期妇女应注意饮食，忌食寒凉及辛辣食物，以免对患儿产生不良影响。

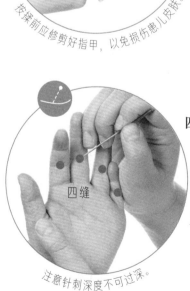

四缝

注意针刺深度不可过深。

四缝

取四缝，毫针直刺穴位，刺破皮肤后挤出少许液体，并用消毒棉球擦拭，3~5 天后可再次点刺放血。

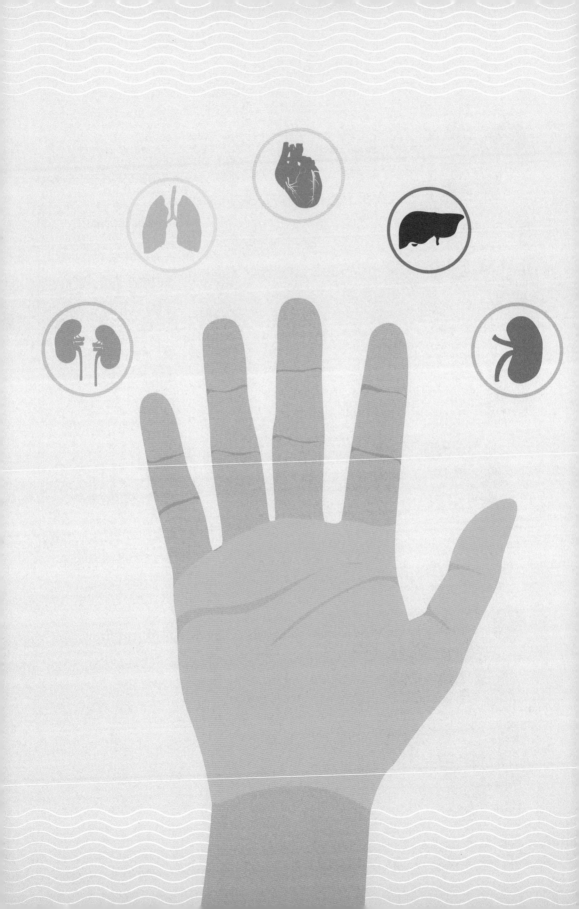

第四章
手穴按摩保健全身

手部的穴位、经络与脏腑之间有着直接或间接的联系，通过观察手部的状态，我们可以了解人体的健康状况。同时，作为有效的自我保健手段，不论是刺激手穴还是手部按摩，都可以帮助我们改善亚健康状态，提高身体素质。

巧用手穴改善身体亚健康

　　亚健康是指人体处于健康和疾病之间的一种状态。具体表现为一定时间内的活力降低、功能和适应能力减退的症状，虽然还未达到患病的程度，但如果不及时调理纠正，身体就很容易生病。我们在日常生活中可以借助手穴来改善身体亚健康状态。

缓解视疲劳

　　视疲劳多是由于用眼过度或眼部其他疾病导致的眼球视物不适。主要症状是眼睛胀痛、视物模糊、畏光、流泪等，会在一定程度上影响日常生活和工作，还会引发和加重各种眼病。

穴位配伍，效果更好

睛明

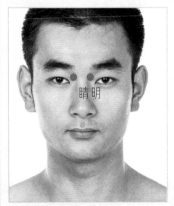

按揉此穴时宜闭目养神。

　　睛明在面部，目内眦内上方眶内侧壁凹陷中。按揉此穴能够改善眼睛易流泪、头痛、目眩等症状。

攒竹

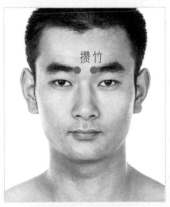

也可用拇指和食指提揪穴位附近皮肤。

　　攒竹在面部，眉头凹陷中，额切迹处。按摩此穴可以缓解眼睑跳动、目视不明以及眼部疲劳等不适症状。

四白

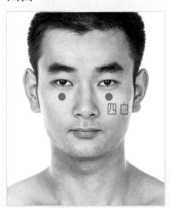

按揉时，手指不要移动，按揉面不要太大。

　　四白在面部，眶下孔凹陷处。按揉此穴可以改善眼部疲劳、目赤痛痒、目翳等症状。

手穴刺激方法

艾灸

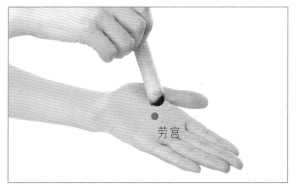

取劳宫,用艾条灸7~10分钟,至皮肤微微发红即可,可用于日常养护眼睛。

具体艾灸时间视个人情况而定。

针刺

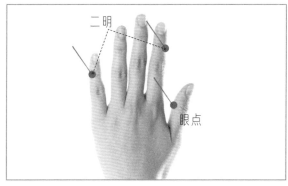

取眼点,毫针直刺,轻轻提插捻转,寻针感,以感到酸、麻之感为宜。每天1次,每次针刺半分钟即可,一般不留针。

取二明,毫针沿指背横纹斜刺。针感局部或手指麻木,每天1次,每次针刺半分钟即可,一般不留针。

刺入深度不可过深。

按摩

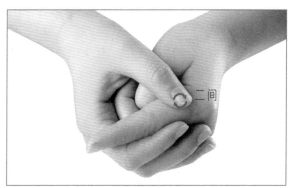

用拇指指腹对准二间,按压3~5次后,逆时针方向按揉50~100次,然后再按顺时针方向按揉50~100次。

宜用力按揉,使指力渗透穴位。

调理肠胃功能

肠胃功能差的原因包括饮食不规律、精神压力大、肠道菌群失调等，其中饮食不规律、精神压力大较为常见。如果长期食用刺激性食物，或长期处于精神压力大的状态下，可能会出现胃肠道内神经功能紊乱，进而引发肠胃问题。

穴位配伍，效果更好

足三里

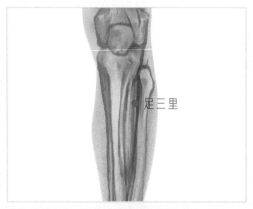

拇指按住穴位，进行点按、揉动等操作。

足三里在小腿外侧，犊鼻下3寸，犊鼻与解溪连线上。按揉的力度以患者能够耐受为度，当出现酸胀、微痛的感觉时，疗效较好。经常按摩有调理脾胃、补中益气的作用。

天枢

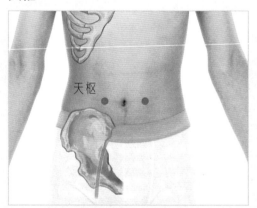

用手掌按揉天枢，以局部出现酸胀感为宜。

天枢在腹部，横平脐中，前正中线旁开2寸。按揉天枢可以消食导滞、理气止痛，有助于改善胃肠功能。

手穴刺激方法

艾灸

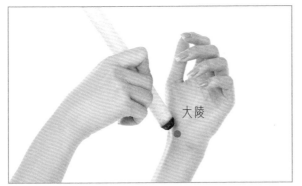

取大陵，将点燃的艾条对准大陵，距离皮肤 2~3 厘米，进行悬灸，每次艾灸 10~15 分钟，以皮肤微红为度。

孕妇和高血压、心脏病患者应在医生指导下进行艾灸。

点刺放血

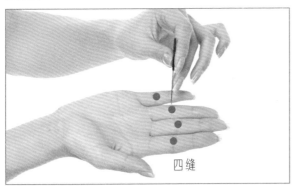

取四缝，使用三棱针或采血针快速点刺，挤出黄白色的黏液或鲜血 3~5 滴，并用消毒棉球擦拭。

双掌合十，搓动片刻，再进行点刺放血。

按摩

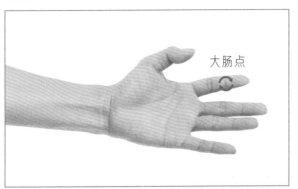

取大肠点，双手穴位各按揉 2~3 分钟，每天可多次按揉。

按揉力度以感受到酸胀为宜。

提神醒脑

不论是学生还是上班族，大家都可能面临精神萎靡、无法集中精神学习或工作的情况，继而导致效率降低，在这种情况下，调整身体状态显得尤为重要。而刺激手穴则是一种有效的提神醒脑方法，可以帮助我们重新集中精神，提升效率。

穴位配伍，效果更好

太阳

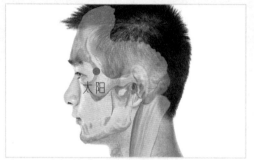

可在搓热掌根后，用掌根按摩此穴。

太阳在头部，眉梢与目外眦之间，向后约1横指的凹陷中。按摩太阳可以舒筋活络，使气血运行旺盛，达到提神醒脑的效果，对于缓解神经性头疼、疲劳以及眼部疲劳有一定的功效。

风池

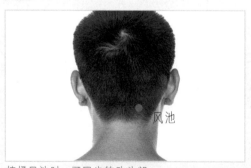

按揉风池时，可同步转动头部。

风池在颈后区，枕骨之下，胸锁乳突肌上端与斜方肌上端之间的凹陷中。按揉风池可以提神醒脑，有利于缓解疲劳。

手穴刺激方法

按摩

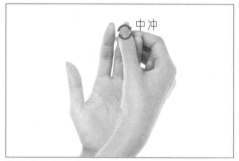

掐按此穴应用力。

用拇指指端对中冲进行掐按，或用发夹等较硬的物品捻按，力度以穴位处有一定的酸麻感觉为宜，每次按摩3分钟。

艾灸

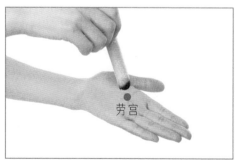

可采取回旋灸，使手掌均匀受热。

将点燃的艾条对准劳宫，距离皮肤2~3厘米，进行悬灸，每次艾灸时间为10~15分钟，以皮肤微红为度。

提高免疫力

免疫力是人体自身的防御机制，可以帮助我们抵御病毒、细菌和其他有害物质的入侵。在免疫力较低的情况下，我们会更容易感染疾病、过敏、疲劳。

穴位配伍，效果更好

气海

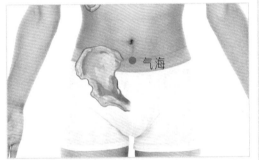

每次按摩气海2分钟左右即可，每天可多次按摩。

气海在下腹部，脐中下 1.5 寸，前正中线上。按摩或针灸气海具有补气益肾、培补元气、摄精固本的功效，可以温通经脉，促进人体血液循环，增强免疫功能。

关元

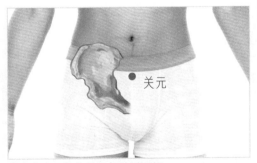

艾灸此穴，培补元气的效果更好。

关元在下腹部，脐中下 3 寸，前正中线上。按摩关元能增强体质，提高免疫力。

手穴刺激方法

针刺

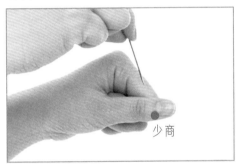

刺入时应控制深度，避免损伤其他组织。

取少商，毫针浅刺 0.1 寸，留针 15~20 分钟。

艾灸

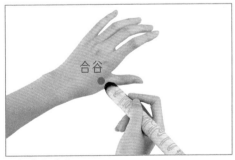

孕妇禁灸此穴。

取合谷，用艾条熏灸 20 分钟，以局部皮肤微红为宜。

保养心脑血管

　　年轻人相对于老年人来说，心脑血管疾病的发病率较低，但是不良的生活习惯，如熬夜、饮食不规律等，都可能对心脑血管造成损害。因此，不论是中老年人还是年轻人，都应该注意心脑血管的保养。

穴位配伍，效果更好

太冲

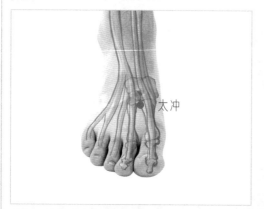

晚上针灸此穴效果较好。

三阴交

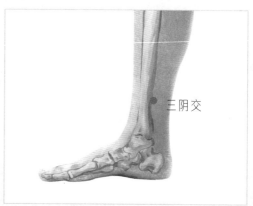

孕妇不可针刺此穴。

　　太冲在足背，第1、2跖骨间，跖骨底结合部前方凹陷中，或触及动脉搏动处。按摩或针灸太冲可以疏肝理气、平肝息风，对于血压高、头痛、眩晕等心脑血管相关症状有缓解作用。

　　三阴交在小腿内侧，内踝尖上3寸，胫骨内侧缘后际。刺激此穴有利于血压稳定。

手穴刺激方法

艾灸

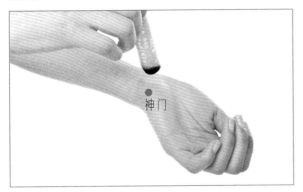

将点燃的艾条对准神门，距离皮肤 2~3 厘米，进行悬灸，每次艾灸 10~15 分钟，以皮肤微红为度。

艾灸此穴可以辅助治疗心绞痛、高血压等心血管疾病。

针刺

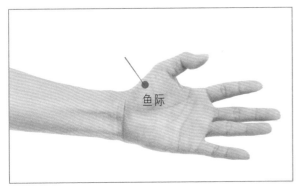

取鱼际，毫针直刺 0.3~0.5 寸，得气后施捻转泻法，留针 15~20 分钟。

针刺此穴可以疏通经络、解痉止痛、活血祛瘀。

按摩

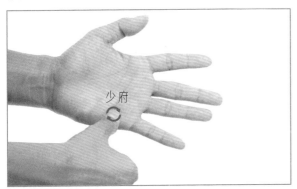

拇指指腹置于少府之上，进行按揉，或以拇指指尖稍用力按揉穴位，以微觉酸胀为度，每次按揉 2~3 分钟，每天可进行多次。还可以用梳子背面进行梳刮。

按揉此穴可以有效调节人体的内在机能，促进血液循环。

调理湿气

湿气重容易导致脾胃失调、关节疼痛、筋骨疼痛等问题，因此调理湿气对于维护身体健康、预防疾病、改善不适症状等方面具有重要意义。除了改变居住环境、调整饮食习惯外，刺激手穴也能有效调理湿气。

穴位配伍，效果更好

曲池

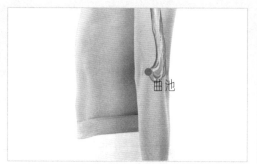

也可用针刺法刺激此穴。

曲池在肘区，尺泽与肱骨外上髁连线的中点处。按摩曲池可以疏风解表、清热利湿，有助于改善体内湿气重的情况。

阴陵泉

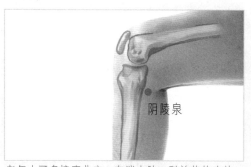

老年人可多按摩此穴，有消水肿、利关节的功效。

阴陵泉在小腿内侧，胫骨内侧髁下缘与胫骨内侧缘之间的凹陷中。按摩阴陵泉可以健脾益肾、行气利湿，对于湿气重导致的腹胀、腹泻等症状有很好的调理作用。

手穴刺激方法

艾灸

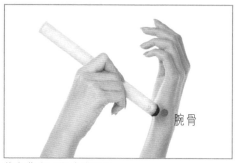

艾灸此穴可以治疗风湿。

将点燃的艾条对准腕骨，进行悬灸，每次艾灸 10~15 分钟，以皮肤微红为度。

针刺

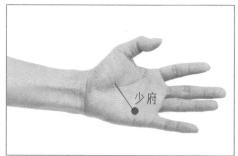

刺入深度不宜过深。

取少府，直刺 0.3~0.5 寸，如有不适或异常感觉，应及时调整针刺深度和角度。

养心安神

心神不安是一种心理状态，通常表现为情绪不稳定、焦虑、烦躁、易怒、注意力不集中等症状。这种状态可能会持续存在，也可能间歇性地出现。

穴位配伍，效果更好

心俞

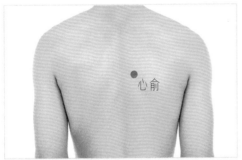

按摩此穴可以宽胸散结、宁心止悸。

心俞在脊柱区，第5胸椎棘突下，后正中线旁开1.5寸。按摩心俞有助于缓解心悸、失眠等症状。

三阴交

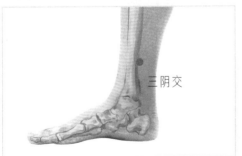

可在睡前按摩此穴。

三阴交在小腿内侧，内踝尖上3寸，胫骨内侧缘后际。刺激三阴交可调和气血，有助于改善气血不畅引起的失眠、烦躁等症状。

手穴刺激方法

按摩

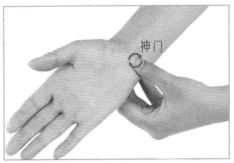

按揉此穴可以舒缓压力，促进血液循环。

取神门，拇指按揉3~5分钟，可缓解失眠症状。

针刺

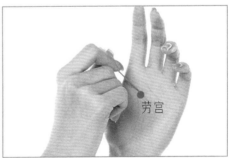

针刺此穴可以清心热、泻肝火、祛风通络。

取劳宫，直刺0.3~0.5寸，进针后，可以运用提插捻转等手法，增强针感，留针15~20分钟。

手部保健，强身健体

手部保健是一种简单易行的自我保健方法。在日常生活中，我们可以随时随地对手部进行按摩或拍打，长期坚持下来，有助于改善身体健康状况。

常用的保健手穴

少商

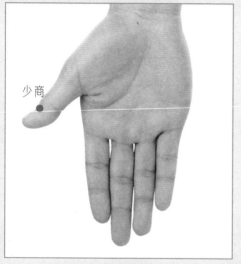

少商是治疗咽喉部疾病之要穴，也是急救常用穴。

少商是手太阴肺经的井穴，具有宣肺利咽、泄热醒神的功效。刺激此穴可以宣通肺气，适用于胸满气逆、咽喉肿痛等症。

按摩：用棉签头或拇指指腹按揉少商，每次按揉3分钟左右，以局部有酸胀感为度。

刮痧：用角刮法自上而下反复刮擦少商，可以缓解肺热引起的咳嗽和咽喉肿痛。

针刺：用毫针浅刺或点刺少商0.1寸，可以醒神开窍。

艾灸：用艾条做悬灸，艾条距离皮肤1~3厘米，每次艾灸5~10分钟。

鱼际

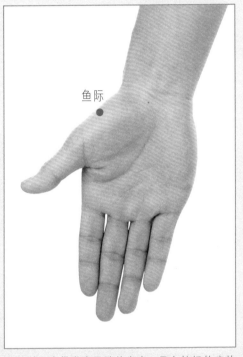

鱼际对于声带发炎导致的失声，具有较好的疗效。

鱼际是手太阴肺经的荥穴，具有清肺泄热、利咽止痛的功效。刺激此穴可以调理肺气，缓解邪气阻滞、经气不畅引起的发热、头痛、咳嗽、胸痛等症；还可以促进血液循环，提高身体的新陈代谢，有助于缓解长期劳累引起的身体疲劳，达到强身健体的功效。

按摩：用拇指指腹按揉鱼际，每次按揉 3 分钟左右，对于咳嗽、气喘、咽喉肿痛等症状有较好的缓解作用。

刮痧：用刮痧板尖端对鱼际进行回旋式刮擦，每天 3 分钟左右，可以止咳平喘。

针刺：用毫针直刺鱼际 0.3~0.5寸，可以止咳平喘，缓解牙痛。

艾灸：用艾条悬灸，距离皮肤 3~5 厘米，每次艾灸 5~10 分钟，可以缓解牙痛。

太渊

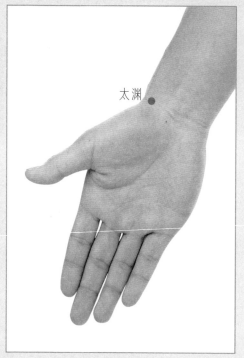

太渊可以止咳化痰、通调血脉。

太渊是手太阴肺经的原穴，具有补益肺气、止咳化痰的功效。刺激此穴可以宣肺平喘，调节气血运行，对气短、心慌等症状具有较好的改善效果，还能起到安神止咳的作用，有助于缓解精神紧张、咳嗽、哮喘、焦虑不安等症状。

按摩：用拇指或中指指腹按压太渊，每次持续数秒钟，然后松开，反复进行，可以促进气血运行，缓解气短、心慌等症状，对提高身体免疫力也有帮助。

刮痧：用角刮法从下向上刮拭太渊，可以改善目赤发热、便血等症状。

针刺：避开桡动脉，毫针直刺太渊 0.2~0.3 寸，可以辅助治疗咳嗽、气喘、咯血等肺部疾病。

艾灸：点燃艾条后，将其放在太渊上方进行熏灸，可以促进局部血液循环，缓解肌肉疲劳和疼痛。

商阳

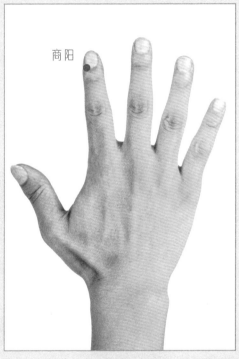

商阳可以清热解表、苏厥开窍。

商阳是手阳明大肠经的井穴，具有泄热消肿、开窍醒神的功效。刺激此穴可以清热消肿、调和气血，对咽喉肿痛、口腔炎、牙周炎等病症有改善作用，还能够缓解虚火旺盛引起的不适症状。

按摩：用拇指指腹轻轻按揉商阳，每次按揉3分钟左右，可以改善咽喉肿痛、牙痛等症状。

刮痧：用刮痧板从食指指根向指尖方向进行刮拭，可以改善咽喉不适的症状。

点刺放血：使用三棱针或毫针对商阳进行点刺放血，刺入速度要快，刺后沿桡侧端向外挤血，以见红为度。

艾灸：用艾条在商阳局部行回旋灸进行预热，然后改用雀啄灸，艾条距离皮肤3~5厘米，以皮肤微微发红为度。

合谷

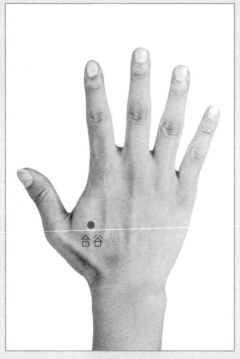

合谷在临床中治症广泛，可用于诸多疾患的治疗。

合谷是手阳明大肠经的原穴，具有清热解表、镇静安神的功效。刺激此穴可以疏风镇痛、通经开窍，对多种疼痛症状具有良好的缓解作用，如牙痛、头痛、肩臂痛、痛经等。

按摩：用拇指指腹垂直按压合谷，每次 3 分钟左右，有助于缓解头痛、发热、牙痛、目赤肿痛等症状。

刮痧：用刮痧板的一角，由手腕刮向食指，有利于疏通大肠经。

针刺：毫针直刺合谷 0.5~0.8 寸，有助于缓解外感风寒引起的头痛症状。

艾灸：将点燃的艾条对准合谷进行熏灸，使局部有温热感而无灼痛，可以调理肠胃，改善食欲不振。

少冲

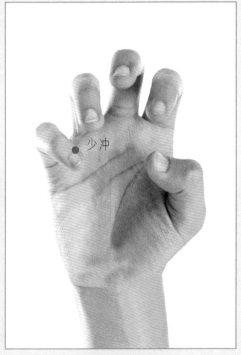

少冲与心脏有着密切的联系。

　　少冲是手少阴心经的井穴，具有清热息风、宁心安神的功效。刺激此穴可以辅助治疗热极生风引起的手足抽搐、神志昏迷等症状，改善热闭心包证引起的神昏谵语、嗜睡等症状，以及因气滞血淤引起的抑郁、烦躁、易怒等情绪问题。

　　按摩：用拇指和食指揉捏少冲，有助于减轻疲劳引起的头痛，提神醒脑。

　　刮痧：用刮痧板以角刮法对少冲进行单向刮擦，可以辅助治疗发热等症状。

　　针刺：浅刺少冲0.1~0.2寸，可以缓解心痛、胸胁痛等症状。

　　艾灸：使用艾条，距离皮肤3~5厘米，对少冲进行悬灸，可以缓解心痛、心慌等症状。

神门

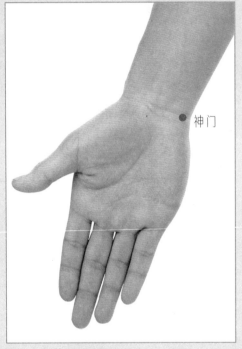

神门具有双向调节的功能，补之能益心气，泻之能清心火。

神门是手少阴心经的输穴，具有补益心气、镇静安神的功效。刺激此穴可以安神益智、清心除烦，辅助治疗心绞痛、心悸等心血管病症。失眠健忘、易疲劳者适合刺激此穴来进行日常保健。

按摩：用拇指指腹点按或按揉神门，指力宜深透，有助于安神定志，缓解心神不宁，促进睡眠。

刮痧：用刮痧板对神门进行单向刮擦，力度要轻，可以改善失眠、健忘等症状。

针刺：毫针直刺神门0.2~0.4寸，可以缓解心绞痛、心悸、心慌等症状。

艾灸：使用艾条，距离皮肤3~5厘米，对神门进行悬灸，可以缓解心悸、失眠等症状。

少泽

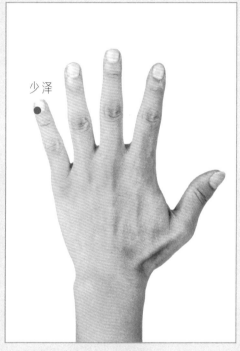

少泽是临床治疗乳汁不通的常用穴。

少泽是手太阳小肠经的井穴，具有清热泻火、开窍苏厥的功效。刺激此穴可以缓解热邪引起的各种症状，如口干、咽痛、目赤肿痛等，还可以缓解头痛、眩晕、失眠等症状。适当刺激少泽有助于改善乳房硬满胀痛、乳房红肿等症状，有助于促进哺乳期妇女的乳汁分泌。

按摩：用拇指的指尖掐按少泽，每次持续 3 分钟左右，可以缓解热病。

刮痧：使用刮痧板对少泽进行单向刮擦，每次 3 分钟左右，可以缓解咽喉肿痛、心痛等症状。

针刺：用毫针浅刺 0.1~0.2 寸，或点刺出血，可以缓解热病、乳汁分泌过少等症状。

艾灸：使用艾条，距离皮肤 3~5 厘米，对少泽进行悬灸，可以缓解心痛、心悸等症状。

后溪

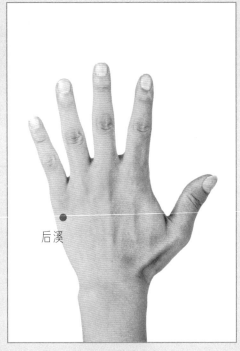

后溪

后溪是治疗颈肩腰腿痛的常用穴。

后溪是手太阳小肠经的输穴，具有清心安神、通经活络的功效。刺激此穴可以通督强脊、疏利肩胛，预防肩颈活动不利，还可以促进胃肠蠕动，从而改善消化功能，缓解胃痛、腹胀等消化系统问题。

按摩：用拇指指腹按揉后溪，每次持续 3 分钟左右，有助于改善头痛、颈项强痛等症状。

刮痧：用刮痧板对后溪进行单向刮擦，可以缓解头痛、咽喉肿痛等症状。

针刺：毫针直刺 0.5~0.8 寸，可向合谷透刺，可以改善头痛、颈项强痛、手指屈伸不利等多种病症。

艾灸：使用艾条对后溪进行艾灸，可以促进局部的经络畅通，改善头痛、颈项强痛等症状。

中冲

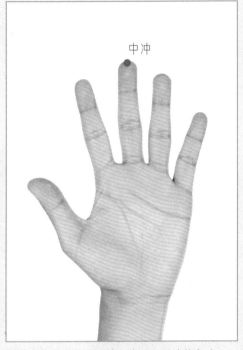

中冲

刺激中冲可以苏厥醒神，常用于昏迷等急症。

按摩：用拇指指腹或指尖轻轻按压中冲，每次持续3分钟左右，可以达到疏通经络、清热解毒的效果。

针刺：用毫针浅刺中冲，深度为0.1~0.2寸，直至局部出现胀痛感。

艾灸：将艾条点燃后，悬于中冲上方进行熏灸，可以调和气血、温通经络。

中冲是手厥阴心包经的井穴，具有醒脑开窍的功效。刺激此穴可以缓解热邪引起的口干舌燥、咽喉肿痛、烦闷等症状，有助于改善热闭心包证，对于缓解焦虑等情绪问题也有积极的影响。

劳宫

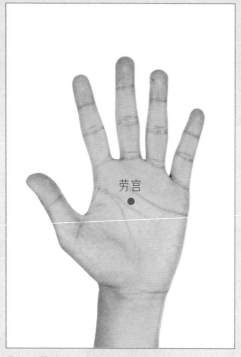

劳宫是辅助治疗实热证的常用穴。

劳宫是手厥阴心包经的荥穴，具有清心安神、消肿止痒的功效。刺激此穴可以有效缓解汗症，预防肠胃疾病，对于动静脉内瘘初期栓塞、急性胃痉挛、口臭、口疮等症状也有改善作用。

按摩：用拇指指腹按压劳宫，每次按压 3 分钟左右，可以强健心脏，有助于缓解生气、暴怒等引起的胸闷、心悸等症状。

刮痧：用刮痧板顺着心包经的循行路线，从手掌根出发，经过劳宫刮拭到中指尖，有利于改善痰湿，调和胃肠，行气活血。

针刺：毫针直刺 0.4~0.8 寸，对心悸、癫痫、口臭等均有调节作用。

艾灸：点燃艾条，对准劳宫进行熏灸，使热力透过皮肤深入穴位，有助于改善心悸、心烦意乱等症状，还可以促进胃肠蠕动，缓解便秘。

大陵

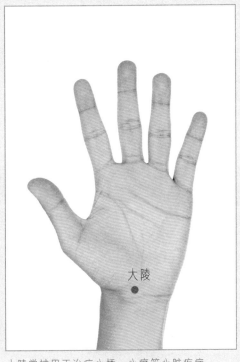

大陵常被用于治疗心悸、心痛等心脏疾病。

大陵是手厥阴心包经的输穴，具有宽胸理气、清心宁神的功效。刺激此穴可以醒神开窍、舒筋活络，预防癫痫发作，对于心痛、心悸、胸闷等症状，都能发挥良好的改善效果，有助于调理脾胃功能，缓解消化不良等，可以缓解胃痛、呕吐、口臭、胃胀等症状。

按摩：拇指指腹用力按压大陵并揉动，使局部产生酸、麻、胀、痛的感觉，可以缓解心痛、心悸、胸闷等症状。

刮痧：用刮痧板刮拭 3~5 分钟，可缓解癫狂、口臭、呕吐等症状。

针刺：毫针直刺大陵 0.3~0.7寸，对于失眠多梦、健忘、惊悸不安等症状有较好的调理效果。

艾灸：使用艾条对大陵进行回旋灸或雀啄灸，以局部皮肤潮红为宜。

阳池

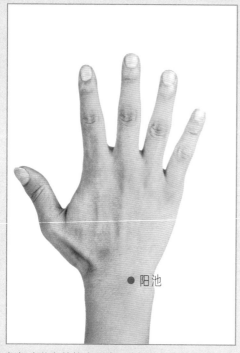

妊娠中的女性按摩阳池，能够缓解妊娠呕吐。

阳池是手少阳三焦经的原穴，具有清利咽喉、开窍聪耳的功效。刺激此穴可以宣肺解表、滋阴除烦，能够辅助治疗目赤肿痛、耳鸣、咽喉肿痛等五官科疾病，对于糖尿病、甲状腺功能亢进引起的口干、消渴等症状有调节作用，对于腕痛无力、肩臂痛不得举等症状，也有一定的疗效。

按摩：用拇指指腹按揉阳池，每次 3 分钟左右，以局部感到酸胀为宜，可活血通络，对缓解手腕部疼痛及上肢麻木等症状有一定的作用。

刮痧：用刮痧板刮拭阳池 3~5 分钟，可辅助治疗糖尿病。

针刺：毫针直刺阳池 0.3~0.5 寸，有助于缓解腕痛、肩臂痛等症状。

艾灸：点燃艾条，对准阳池进行熏灸，可温经散寒，有助于缓解手脚发凉、关节怕冷等症状。

阳谷

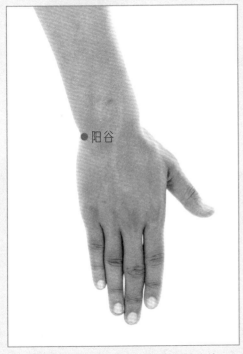

感到头晕眼花时，按摩阳谷，能够明目安神。

阳谷是手太阳小肠经的经穴，具有清心宁神、明目聪耳的功效。刺激此穴可以疏通经络，促进气血运行，有助于缓解各种疼痛，如颈项、手腕等部位的疼痛，对失眠、心烦意乱等症状有很好的缓解作用，还能明目，有助于改善视力模糊、眼睛疲劳等问题。

按摩：用拇指或食指的指腹按揉阳谷，每次持续 2~3 分钟。有助于缓解手腕疼痛，还能降低血压，明目安神。

刮痧：使用刮痧板与皮肤呈45°，自上而下对阳谷进行单向刮擦。有助于缓解热证，促进血液循环。

针刺：毫针直刺阳谷 0.3~0.5寸，针刺的酸胀感可以放射至腕关节。对于改善手腕疼痛、尺神经痛等效果较好。

艾灸：点燃艾条，在距离皮肤 3~5 厘米处悬灸阳谷。有助于缓解肩痛、肘臂挛痛，还能增强人体免疫功能。

手部保健操

手部保健操是一种有效的手部锻炼方法，旨在促进手部血液循环、缓解手部疲劳、增强手部肌肉力量，从而预防手部疾病的发生。

手指操

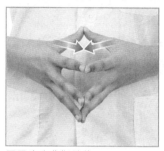

可同步弯曲指关节。

挤压： 十指相对，互相用力挤压，每次持续数秒钟，重复此动作，可以锻炼手部关节和筋腱，增加手部灵活性。

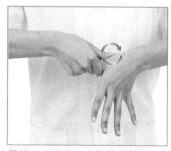

保持一定力度，十指都要捻到。

捻指： 右手拇指和食指相对依次捻过左手五个手指，先由指尖捻向指根，再换方向，两手交替，可防治手指麻木、关节僵硬。

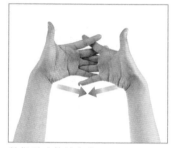

敲指时应快速有力。

敲指： 两手五指张开，对敲虎口 20~30 次，然后两手交叉敲击余下四指根部 20~30 次，可防治手指麻痛。

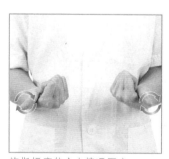

旋指幅度依个人情况而定。

旋指： 用拇指指尖画圆，顺、逆时针各 1~2 分钟；食指、中指和无名指按在桌子上，指端接触桌面，转动腕关节。

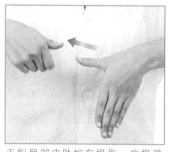

手指局部皮肤如有损伤，应规避此动作。

揪指： 右手握拳，依次攥住左手五指，右手稍用力向外滑过，使左手手指产生一定拉扯感，力度不宜过重，双手交替。

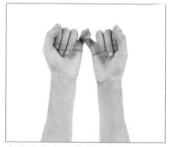

力度以产生拉扯感为宜。

勾指： 轮流将双手对应手指相互勾住，稍微用力，3 秒钟后放松，反复 5~10 次，可使手指力量增强。

手背拍击法

两手相对，用手背互相拍击，力度适中，持续 2~3 分钟。这种方法可以刺激手背上的穴位和经络，促进血液循环。

手掌活动法

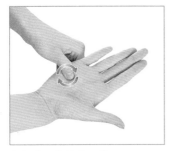

捏揉范围为整个手掌。

捏揉手掌： 用一只手的拇指和食指捏揉另一只手的手掌，力度适中，持续 1 分钟，有助于缓解疲劳和紧张情绪。

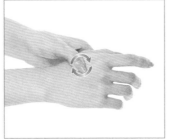

力度不宜过轻。

点按劳宫： 用刮痧板的一角或拇指指腹依次点按另一只手的内、外劳宫，两手交替。

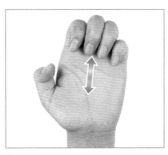

收拢至握拳状态，保持几秒后再展开。

撮掌： 手指连续进行向中心收拢再极限舒展的动作，也可以用另一只手辅助增加力度。

手腕运动

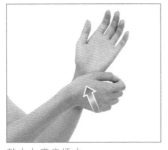

敲击力度应适中。

敲腕： 一手半握拳，敲击另一只手的掌根，主要刺激大陵、腕骨，再对敲腕背，即阳池附近，最后再敲打合谷、后溪各 10~20 次。

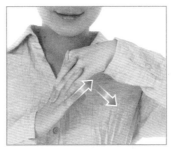

长时间使用鼠标后宜做此动作。

滚腕： 两手交叉置于胸前，以一手小臂带动一侧腕部抬起，交叉部位及另一腕下垂，做连续波浪性滚动。

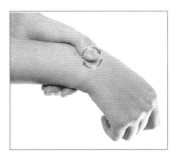

捏揉范围为整个手腕。

揉腕： 右手放松，左手握住该手手腕，轻轻捏揉，持续 2~3 分钟换另一只手操作。

手部护理

人体的手掌皮肤相对较厚，能够帮助我们抵御外界的伤害，但由于经常暴露在外，频繁接触各种各样的物质，我们的双手也更容易遭受侵害，可能会出现皮肤病，因此重视手部的护理，不仅是为了美观，更是为了保持手部的整体健康。

日常养护

使用温和的清洁产品

洗手可清除手部污垢，保持清洁。应使用温和的洗手液或香皂，避免使用碱性过强的肥皂，以免破坏手部皮肤的天然油脂屏障。洗手后，应用柔软的毛巾轻轻擦干。

涂抹护手霜

护手霜是保持手部皮肤湿润的关键，在洗手后、睡前或任何感觉手部干燥的时候，都可以涂抹护手霜。选择含有保湿成分的护手霜，有助于修复和滋润手部皮肤。

定期去角质

手部皮肤也需要定期去角质，以去除死皮，促进新细胞的生成。可以使用温和的去角质产品，或者用橄榄油、蜂蜜和红糖自制去角质膏。

避免接触刺激性物质

在日常生活中，应尽量避免手部直接接触刺激性物质，如洗涤剂、清洁剂等。在洗碗、洗衣服时，可以戴上手套，减少刺激性物质对手部皮肤的刺激。

做手部按摩

定期做手部按摩可以促进血液循环，缓解手部疲劳。可以用护手霜或按摩油，从指尖开始轻轻按摩至手腕。

保持饮食均衡

饮食对皮肤健康也有很大影响，保持饮食均衡，摄入充足的蛋白质、维生素和矿物质，有助于保持手部皮肤的健康。

防晒

手部皮肤同样需要防晒。夏季出门前可以涂抹防晒霜，或者戴上防晒手套，以避免紫外线对皮肤的伤害。

保暖防寒

做好手部的保暖防寒工作是非常重要的，在寒冷的冬季更要格外注意。

外出时选择保暖性能好的手套是关键。手套的大小应该比手部稍宽松，以便更好地保温。另外，手套的材质也非常重要，毛线手套虽然保暖，但不防水，遇水易变硬；羊皮材质的手套不仅保暖，而且防水性能较好，能更好地保护手部。

保持室内温暖很重要。冬天室内温度应保持在 18~22℃之间，避免手部长时间暴露在寒冷的环境中。在睡觉前或休息时，可以使用暖水袋等保持手部温暖。

在冬季，可以适当多食用牛肉、羊肉等食物，有助于身体产生热量、促进血液循环，增强身体的抗寒能力。另外应避免过多摄入生冷食物，以免对身体造成不良影响。

改善手部的血液循环是保暖的有效方法之一。可以通过揉搓双手、活动手臂和手腕等方式，促进手部的血液循环，让手部迅速回暖。适当的运动也可以增加身体的热量，促进全身血液循环，提高身体对寒冷的适应能力。

日常要避免手部过于潮湿。湿润的手部更容易感到寒冷，因此洗手后要及时擦干，避免手部长时间处于潮湿状态。

处理倒刺

倒刺，也被称为"甲周倒刺"，是指指甲两侧及下端因干裂而翘起的小片表皮，形状像刺，触碰时会产生疼痛。手部皮肤缺乏足够的湿度，就会导致角质层断裂和翘起。甲周皮肤既没有毛囊也没有汗腺，相对干燥和纤薄，容易因外界摩擦和刺激而受损。

处理倒刺时，应避免自行撕扯，这可能会导致皮肤受损、疼痛加剧，甚至引发感染。正确的做法是先用温水清洗或浸泡手指几分钟，然后用指甲钳从倒刺根部整齐剪掉，剪断后涂抹护手霜。为了预防倒刺的产生，日常应保持手部皮肤的湿润，避免手部直接接触刺激性物质，并注重饮食均衡，摄取足够的维生素和矿物质。

修剪老茧

手掌上的老茧，是由于手部皮肤长期受到摩擦和压力，角质层过度增生而形成的。老茧一般表现为皮肤的增厚、硬化，有时会呈现淡黄色或暗褐色。老茧的形成是一个自然的生理过程，通常不会对健康造成严重影响，但是如果老茧过厚，就会与周围皮肤产生摩擦，引发不适感，应适当进行处理，以免刺激皮肤。

将手放在温热的水中浸泡20分钟左右，使老茧变软。然后使用无菌剪刀或指甲钳慢慢修剪老茧。动作要轻柔，避免暴力去除，以防不必要的伤害。修剪后涂抹护手霜，保持手部皮肤湿润，预防老茧再生。